EDUCAZIONE PRE E PERINATALE

Lucio Piermarini

IO MI SVEZZO DA SOLO!

Dialoghi sullo svezzamento

BONOMI EDITORE

Questo libro è stato scritto solo grazie all'amicizia e all'entusiasmo di Tiziana Catanzani, Consulente Professionale in Allattamento Materno.

Via Corridoni, 6/a
27100 Pavia
www.bonomieditore.it
ISBN 978-88-86631-48-8

Disegni di Franco Panizon

Abbiamo scelto di stampare questo libro su carta ecologica Cyclus Offset in quanto riteniamo di poter dare il nostro contributo in termini di tutela dell'ambiente e responsabilità sociale.
Riportiamo alcune delle certificazioni internazionali e specifiche di prodotto che la caratterizzano.

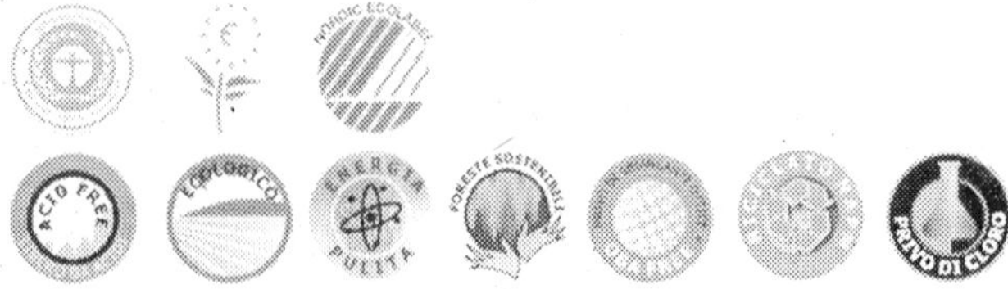

Voi sete simile al sole, il quale fa germogliare i frutti de la terra.
Perch'il raggio del vostro intelletto, passando nel mio,
l'illustra e lo scalda; laonde nascono que' concetti ch'udite.

Torquato Tasso, *Dialoghi*

Ai maestri

INDICE

Avvertenza

*Che possa fare ogni cosa e non desideri fare
che quelle buone.*
M. de Montaigne, *Essais*

Questo libro non vuole essere un manuale scientifico e non indicherà bibliografie. Ciò non vuol dire che non abbia basi scientifiche. Tutt'altro. Nulla di quanto verrà esposto manca di una solida letteratura scientifica a sostegno, soltanto non ci è sembrato il caso di esplicitarla. Nel rapporto medico-cliente non è certo sventolando pacchi di articoli di medicina che si ottiene la cosiddetta alleanza terapeutica. Se non c'è fiducia si può dire, scrivere e documentare quel che si vuole, ma nessuno si convincerà. Vogliamo invece essere convincenti soprattutto su basi logiche, sfruttando l'esperienza di tutti i giorni, e conquistare così la fiducia di chi legge.

Nel rispetto del titolo, vuole essere un dialogo con i genitori. Un dialogo possibilmente simile a quello che ho avuto la fortuna di poter avere, con centinaia di mamme e decine di papà, nel mio lavoro di pediatra consultoriale per quindici brevissimi anni. Un lavoro improprio per un pediatra, almeno in una visione moderna dell'organizzazione sanitaria, dove i medici si dovrebbero occupare di malattie e non di normalità. Ma devo ringraziare la sorte che, permettendomi la fuga da una presenza ridondante in un reparto ospedaliero di pediatria, mi ha condotto in un Consultorio familiare dove, come alle nozze di Cana fu servito a fine convito il vino migliore, fu servita a me la migliore compagnia professionale della mia vita di pediatra. Al vino di queste attempate nozze devo la possibilità di un'esperienza umana e scientifica che, forse troppo tardi, ha cambiato non solo gli obiettivi del mio lavoro ma anche il mio modo di occuparmi dei bambini e delle loro famiglie. La modalità di rapporto, assolutamente umana, che ho appreso in consultorio mi ha aperto le porte di un mondo sconosciuto e piacevolissimo: quello del piacere di essere madre e padre. Scompariva pian piano ai miei occhi la assoluta necessità della fatica e problematicità dell'essere genitori, e appariva sempre più chiaro che, in questo, il nostro ruolo era decisivo e non fortuito. Quanto decisivo e non fortuito era stato, ora lo realizzavo, il mio ruolo nel rendere infelice la maternità di tante donne passate per il nido-lager ospedaliero, alle quali approfitto per offrire tardive e spero non inutili scuse. Questo era dunque quello che potevo utilmente fare: aiutare i genitori che si affidavano al consultorio a scoprire quanto fosse ampia, anche nella incasinata vita di oggi, la possibilità di godersi i bambini e non di sopportarli, di permettere loro di crescere felici e non di allevarli e basta, anche eliminando tutto quanto di inutile e complicato noi pediatri ci siamo ingegnati di mettergli tra piedi. Lo svezzamento ne faceva parte.

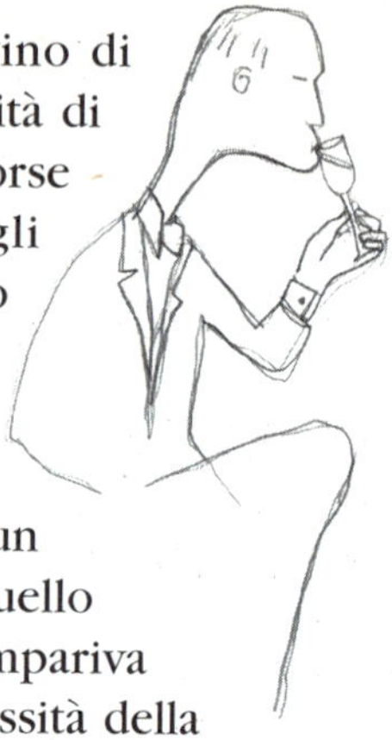

l'Autore

Per saperne di più:
www.uppa.it
www.who.org
www.aicpam.org

Prefazione

Ecco un libro diverso.

Un libro di pediatria, e/o di scienza dell'alimentazione, scritto sia per altri pediatri, sia per i genitori, centrato su un momento cruciale della vita del bambino, il passaggio dall'alimentazione al seno all'alimentazione "libera". Un libro che contiene un messaggio antico e insieme nuovo, e che utilizza un linguaggio che non è necessariamente facile, ma che è certamente molto lontano dal linguaggio tecnico e un po' frigido dell'informazione medica, come dal linguaggio raddolcito e un po' saccente della divulgazione.

Questo messaggio è in fondo molto semplice: lasciate fare, le cose si aggiustano da sole.

Lasciate fare, non imponete, e quasi quasi non proponete la pappa al vostro bambino: il bambino sceglierà bene, basta che lo lasciate scegliere. Il bambino ha già introiettato i gusti della cucina locale (assaggiati attraverso il liquido amniotico in cui è immerso durante la gravidanza, e attraverso il latte materno, nel quale sono stati filtrati i profumi della cucina di casa); il bambino ha già, nella sua testina, un interruttore per l'appetito, che non solo regola la quantità delle calorie necessarie, il momento di assumerle e la loro quantità globale ma anche la scelta dei singoli nutrienti, tante proteine, tanto zucchero, tanto condimento; ma anche tanto di quel dato amminoacido, tanto di quell'altro, tanto di quel tipo di acidi grassi, tanta farina, tanto zucchero dolce. Importante è non guastarlo, quell'interruttore, non forzare quella naturale capacità di scelta, non corromperla.

Dunque, intervenire il meno possibile, lasciare che il piccolo scelga, tra quello che trova in tavola, tra quello che mangiate voi. Ma anche tra quello che inevitabilmente gli proporrete, e che gli dovrete proporre senza insistenza e senza prevenzioni, badando prima di tutto che "gli piaccia" e poi che non ne assuma più di quello che, con naturalezza, mostrerà di gradire.

Semplice? No. Non semplice né facile, per il buon motivo che neanche noi, noi medici e noi genitori, siamo semplici. Siamo condizionati dalle cose che sappiamo, dalle cose che ci sono state e che ci vengono dette, da alcune regole (scritte sui libri) che sono anche giuste, ma alle quali meglio di noi sa adattarsi lo stesso bambino.

Non semplice né facile, anche perché, in questo bambino, non abbiamo abbastanza fiducia, e ne abbiamo di più nel libro (che però noi "grandi" non seguiamo quando andiamo a tavola); quel libro dove il sapere è messo giù in numeri, duri, anelastici, inadatti ai "momenti" (della vita, della giornata, dei ritmi, delle persone), senza profumo, senza condivisione, senza affetti, senza empatia. Eh già: i numeri sono solo dei numeri. Ma anche noi siamo rigidi, siamo preoccupati, siamo spesso limitati e anelastici, siamo fastidiosi, siamo invadenti.

Bene. Se è così, il messaggio di questo libro va oltre il suo contenuto specifico, oltre la nutrizione, oltre lo svezzamento. E' un messaggio educativo, sia per il medico, sia per i genitori: un messaggio di misura, di non intromissione, di rispetto, di naturalezza, di fiducia.

Ma è contemporaneamente un messaggio scientifico, un messaggio serio e anche un messaggio concreto, facilmente realizzabile nel quotidiano. Il suo autore è un pediatra che per molti anni è stato sulle barricate, allora non facili, della educazione medica continua, che ha saputo organizzare, nella sua Regione, prima che questa educazione medica continua si chiamasse così; una persona "affamata di sapere" e della diffusione del sapere; strettamente legata al rigore della scienza; che ha saputo trasmettere con pazienza,

amore e fiducia ai genitori dei suoi pazienti, in molti anni di pediatria gestita sul campo; e che certamente non se ne è distaccato scrivendo questo libro.
Dunque, quello che ora dice è passato attraverso a quello che ha fatto negli anni, esercitando il "mestiere": sapere, ma anche saper fare, e anche saper insegnare a fare.
Buona lettura; e auguri di buon cambiamento.

Franco Panizon
professore emerito di Pediatria
Dipartimento di Scienze della
Riproduzione e dello Sviluppo
Università di Trieste

Introduzione

Prima o poi, a forza di dire la verità, si viene scoperti,
Oscar Wilde

Un punto di vista

In un mondo normale, parlare di svezzamento non avrebbe alcun senso. Ma, credo che tutte ne conveniate, il nostro attuale non è un mondo normale. O meglio, il mondo cerca disperatamente di restare normale, ma noi esseri umani facciamo del nostro meglio per stravolgerlo e renderlo inadatto a quelle che sono le nostre caratteristiche, appunto, normali. Intendendo per normale tutto ciò che si è evoluto, seguendo regole inalterabili, in milioni di anni di esistenza della vita sulla terra, con un incessante e lentissimo fluire di prove, errori e adattamenti che hanno consentito, di volta in volta, alle varie forme di vita di esistere e coesistere nel migliore modo possibile. Normale è che i pesci respirino nell'acqua e gli esseri umani nell'aria, che gli uccelli volino e i serpenti striscino. Per carità, oggi anche noi andiamo sott'acqua e voliamo, ma direste che la qualità, l'efficienza, il piacere siano gli stessi? No, si tratta proprio di un'altra cosa. Qualcosa, come tanto altro, che imponiamo alla normalità del mondo e che oggi cominciamo a sospettare che non ci porti solo benefici. Questo non vuol dire rifiutare ciò che ci viene dal progresso scientifico ma, piuttosto, usarlo correttamente, cercare di valutare sempre con la massima cura non solo i vantaggi, ma anche i possibili svantaggi di ogni innovazione; quello che tecnicamente si definisce il rapporto costi/benefici.

L'equivoco del progresso

Nel caso dello svezzamento, così come noi pediatri lo abbiamo raccomandato almeno nei paesi sviluppati da quasi un secolo, questa valutazione non è mai stata fatta. Si è così deciso di modificare tradizioni millenarie senza curarsi di valutare se fossero buone o cattive, inventandosi un modello "moderno" di svezzamento senza ugualmente curarsi di valutare se fosse buono o cattivo.

In tutto ciò non c'era alcuna malizia, in altre parole la volontà di lucrare leciti guadagni propalando illecite informazioni; almeno all'inizio. Erano le crescenti conoscenze scientifiche su quanto potesse influire sulla salute a spingere verso un cambiamento dei ruoli. La acquisita capacità di controllare, almeno in parte, alcune malattie infettive, i progressi della chirurgia e della ostetricia, il "miracolo"della radiografia, il progresso tecnologico, tutto induceva a fidarsi della moderna medicina e ad abbandonare le vecchie pratiche, in ogni caso ritenute medievali. Il guaio era che, nonostante fosse vero che se ne sapeva molto di più e si operava di conseguenza tanto da ottenere una consistente riduzione della mortalità a tutte le età, in realtà il fattore decisivo di questi risultati non erano "le cure" più avanzate, ma semplicemente, dove c'erano, le migliorate condizioni di vita in termini di alimentazione, abitazione e, soprattutto, acqua potabile e sistema fognario efficiente.

Tant'è che ci siamo caduti in parecchi, e se ciò è comprensibile per i profani, lo è meno per noi cosiddetti tecnici. Si presume che fra gente che ha studiato tanti anni e che, proprio per questo, si appropria di un'aura di superiorità, la probabilità di un quoziente di intelligenza inadeguato sia bassa. Ammesso, e assolutamente non concesso, che le facoltà di medicina facciano il loro dovere, un medico incapace dovrebbe essere frutto, o di frode, o di intercorrenti coccoloni. Pochi casi quindi, mentre, ahi voi!, siamo stati veramente in troppi, direi la maggioranza, a non accorgerci dell'errore di valutazione che stavamo commettendo.

Una svista

Ma, siamo buoni! Concediamoci un cambio di imputazione; diciamo che siamo stati eccessivamente distratti. Inebriati dallo status di Laureato in Medicina, abbiamo fatto i dottori e ci siamo dimenticati di fare i medici. Ci siamo illusi di essere salpati per chissà quali lidi, mentre invece, abbandonati ciecamente al riflusso, inconsapevolmente ci arenavamo in massa. Fortunatamente c'è sempre nella storia chi non ci casca e, se pure spesso ci rimette del suo a non accodarsi al gregge, prima o poi viene riconosciuto e ascoltato. In fin dei conti, come abbiamo già accennato, si trattava soltanto di rimanere fedeli ai principi del metodo scientifico, quello che ci insegnano nelle scuole di ogni ordine e grado, niente di più. Credere solo in quello che può essere dimostrato. Fare solo quello che ha delle sufficienti prove di efficacia. Eppure c'è voluto il forte e costante richiamo di gruppi di studiosi di livello internazionale per riportarci, a fatica e alla spicciolata, sulla giusta via che, tra l'altro, ancora oggi non è che sia particolarmente affollata. Troviamo ancora, sia nella medicina di famiglia che a livello ospedaliero, sacche di resistenza imputabili ad una spesso incolmabile arretratezza culturale o a pesanti interessi economici. E sì, perché fare buona medicina significa consumare meno in termini di visite, farmaci, esami, ricoveri. E quindi meno medici, meno farmacie, meno laboratori, meno ospedali, e meno voti. Per cambiare una situazione così compromessa come la nostra ci vorrà molto tempo, perché le decisioni dovranno essere prese da parte di dirigenti sanitari e politici, cioè gli stessi che con la cattiva medicina ci campano, e bene.

Famolo strano!

Tornando a noi, mi rendo conto che lo svezzamento è una piccola cosa in confronto all'enormità dei problemi ancora da affrontare e risolvere ma, visto che comunque continua a rappresentare uno di quei tanti problemi, e che di questo io mi sono particolarmente interessato, di questo vi parlerò, ed è un po' anche la mia storia. Il modo vi potrà parere strano ma poiché, mentre cercavo di realizzare le mie idee concretamente, nel mio lavoro quotidiano con i genitori, tutti mi dicevano che, come al solito, predicavo qualcosa di strano, così mi è venuto anche di farlo nel metterlo per iscritto.

Candida e Tranquillo

Tranquillo - Hai capito tutto?

Candida - Ma tu dov'eri, scusa? Non ti ci porto mica per compagnia dal pediatra. Sono cose che riguardano anche te. Il figlio è anche tuo, se mai te lo fossi dimenticato.

T - Ma che discorsi fai? È che sono argomenti da donna. Non gli devo fare mica io da mangiare!

C - Beh, finora sei stato fortunato, perché lo allatto io, ma le pappe le puoi preparare anche tu. L'hai sentito poi il pediatra; richiederà tempo, pazienza, per cui vedi di dare una mano!

T - Ma che hai Candida oggi? Ce l'hai con me? Mi pare che una mano te l'ho sempre data.

C - ... È vero, sono nervosa, scusami Tranquillo. È che non me l'aspettavo di dover smettere di allattare.

T - Ma non ci ha mica detto di smettere di dargli il tuo latte, solo di sostituire una poppata.

C - Sì, ma mi dispiace lo stesso. Ne ho sentite di tutti i colori su questo benedetto svezzamento. Non è che i bambini siano poi così felici di lasciare il seno.

T - Dai che ci siamo passati tutti e non è morto nessuno.

C - Sarà pure vero, ma adesso ci dobbiamo passare io e mio figlio, e la cosa mi rende nervosa. Ma poi, perché lo devo svezzare? Cresce così bene col mio latte e lui è così contento.

T - Che fai adesso, ti metti a contestare quello che dice il pediatra?

C - E se anche fosse? Se non avessi contestato quello che diceva il pediatra dell'ospedale a quest'ora non allatterei. Non sono mica infallibili. Ho fatto molto meglio a dar

retta al bambino. E poi chiedo solo di capire.
T - Senti non si è mai visto un adulto prendere ancora il latte materno, quindi vuol dire che a un certo punto si smette e addio tetta. Ti basta come spiegazione?
C - Ma complimenti! Il filosofo si è sprecato. E allora com'è che tu ancora ci tieni alle tette?
T - Ma non sono mica quelle di mia madre, che discorsi!
C - Vuol dire che comunque non è una cosa così da poco come la metti tu e il tuo amico pediatra.
T - Il mio amico pediatra? Ma se te lo sei scelto tu, da sola, in combutta con le tue amiche, dopo un mese di discussioni.
C - Che dovevo prendere il primo che capitava? Non ci tieni a tuo figlio?
T - Voglio dire solo che non è mio amico. E io, se vado da un professionista, faccio quello che mi dice. Non contesto come fai tu.
C - Perché voi uomini siete insensibili e cinici. Chissà perché volete un figlio se poi ve ne fregate di quel che gli succede? Se li portaste per nove mesi e li partoriste come noi, vi comportereste diversamente.
T - Magari fosse, così potrei trattarti male un po' anche io.
C - Invece di fare lo spiritoso perché non mi aiuti? Fammi capire se e dove sbaglio. Ma che ti vengo a chiedere se mi domandi pure se io ho capito tutto?
T - Beh, io mi riferivo ai particolari, agli aspetti pratici. Il concetto di fondo era semplice e chiaro.
C - E allora?
T - Ti ha spiegato, anzi, ci... ha spiegato che prima o poi il latte materno non basta più per la crescita dei bambini e va integrato con bla, bla, bla.
C - E allora io sarei cretina che non l'ho capito? Ma che vuol dire non basta più, visto che ancora cresce.
T - Veramente ha detto che è cresciuto di meno questo mese.

C - E vorrei vedere. Se continuava come i primi quattro mesi tra un po' rotolava. Ma non vedi che piange sempre meno, e dopo la poppata sta come un pascià. Se avesse fame lo capirei, come l'ho sempre capito.
T - Ma lui si riferiva anche alla qualità della crescita.
C - E sia! Ma cosa non gli basta, quanto non gli basta? Dovrò pure saperlo! Non è mica lui che deve dargli da mangiare! E se, come è successo alla nostra vicina, il bambino sputa tutto che succede? Deperisce e muore perché il mio latte da solo non è più sufficiente? O faccio il giro dei pediatri come lei?
T - Ma, scusa, ancora non hai cominciato e già ti crei problemi? Aspetta e vedi.
C - Ma lo sanno tutti che succede sempre. Perché, se no, ci avrebbe detto che ci vuole pazienza, provare e riprovare? E poi perché, se come dici tu, tanto tutti i bambini devono, per legge di natura, abbandonare il seno, ci deve essere qualcuno a decidere quando. Quando non esistevano i pediatri come facevano le mamme?
T - Senti, i medici ci sono sempre stati, e se non erano medici erano stregoni, sciamani o altro. Lo avranno deciso loro.
C - E tutti gli animali che allattano come fanno? Anche loro hanno gli sciamani? No, non mi convince. Mi voglio informare meglio.
T - Sì, dalle tue amiche.
C - E se fosse? Sempre di esperienze si tratta. Chi meglio di chi c'è già passato, per farsi consigliare?
T - Allora chiedi a tua madre.
C - Mia madre ha fatto esattamente come mi ha detto oggi il pediatra, solo a tre mesi. Per questo che è un mese che mi ossessiona con sto' cavolo di svezzamento. Io ho fatto così, io ho fatto cosà. E, per di più, neanche mi allattava. Ai suoi tempi era di moda il latte in polvere. Anche questo, infatti, mi mette in crisi.

T - Cosa? Che non hai preso il latte di tua madre?
C - No! Che adesso te lo consigliano più tardi, e che la ricetta è esattamente la stessa. Mi potevo anche risparmiare di andarci, in effetti. Mi sa tutto così falso, e strano. No, non sono affatto convinta. Stasera farò qualche telefonata. Basta ora. Dai, è ancora presto, andiamo a far spese.

Il perché di un perché

Tante domande

Candida non è capitata tanto bene con il suo pediatra. Ci auguriamo per lei che non sia così in tutte le occasioni. Presentare l'argomento svezzamento con le tradizionali cautele legate al possibile atteggiamento ostile del bambino, che tutti danno per scontato, senza nemmeno un minimo approfondimento sui tanti perché che ne emergono, non è certo un buon modo di iniziare.

Candida si chiede perché, dopo aver regolato il proprio comportamento sui segnali di suo figlio fino a quel momento, debba svezzarlo senza un motivo; un motivo almeno che gli appartenga. E si chiede anche, forse senza rendersene pienamente conto, perché suo figlio debba accettare questo cambiamento. Le necessità nutrizionali del bambino sono certamente un buon motivo. Ne va della sua salute e nessuna madre si tira indietro di fronte a un tale rischio. Ma se le cose stanno così, come mai un bisogno così primario nella crescita di suo figlio ha bisogno di essere programmato e, se necessario, così tanto spesso come tutti sentiamo in giro, addirittura imposto?

Lei si è spesso imposta con suo figlio per tutelarne la salute, se non altro quando si è trattato di somministrare farmaci. Ma lì era una cosa diversa; il bambino stava male e a quella età non si è certo in grado di capire né che si ha una malattia, né che si starà meglio con un farmaco. Forse dopo qualche esperienza simile, chissà. Invece, dice Candida, se ha fame lo capisce e lo fa chiaramente capire. Ed è mai possibile che siamo fatti così male da non essere in grado di provvedere da soli alle nostre necessità vitali essenziali? Ammettiamolo pure ma, sicuramente, obietta Tranquillo, non è in grado di capire che gli serve qualcosa di più nutriente ancora. Per cui è meglio affidarsi ad un esperto, come il pediatra. Chi meglio di lui, che ha studiato, può dare la giusta raccomandazione?

Se non che, la giusta raccomandazione è cambiata continuamente negli ultimi trent'anni, dai tre mesi del pediatra della nonna ai cinque mesi di quello di Candida. Qual è la ragione? Devono aver per forza scoperto elementi nuovi che hanno indotto a cambiare. Meglio così, solo gli sciocchi restano sempre della stessa idea. Ma quali sono le nuove conoscenze scientifiche che hanno portato al cambiamento? È importante saperlo perché, in famiglia, la discrepanza fra le esperienze di mamme e nonne, vissute tutte come giuste perché raccomandate da un esperto, fa inevitabilmente discutere e nascere dubbi, conflitti e ansie. Capire i meccanismi reali del bisogno di svezzare aiuterebbe a vivere più tranquillamente il passaggio. Beate le nostre antenate, direbbe Candida, che facevano tutto da sole, come gli animali, senza tanti scienziati intorno, e tutto quello di cui si dovevano preoccupare era solo, solo per modo di dire, trovare di che sfamarsi!

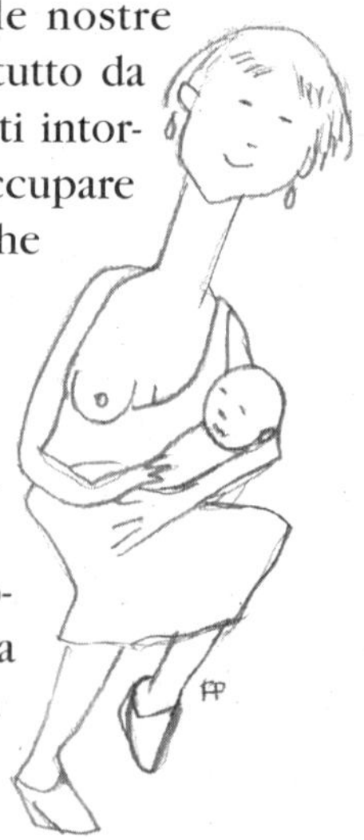

Viva il latte materno

L'attuale passaggio "ufficiale" ad un'epoca di svezzamento più ritardata rispetto alla seconda metà del secolo scorso, rispecchia e consegue la grande quantità di conoscenze creatasi intorno alla composizione del latte umano e, soprattutto, intorno alla qualità della crescita dei bambini allattati esclusivamente al seno. La conclusione, possiamo dire, universale, è che l'alimentazione da ritenere normale nei bambini è solo quella a base di latte materno. Tutto il resto è un ripiego, di buon livello, di discreta sicurezza, con sufficienti risultati, ma sempre un ripiego, le cui conseguenze negative, in termini di salute, si stanno progressivamente rivelando dopo che si è reso possibile lo studio comparativo di grandi gruppi di bambini, allattati al seno e non, seguiti fino all'età adulta. A parità di potenziale genetico, un bambino allattato naturalmente ha maggiori possibilità di realizzarlo rispetto ad uno che non lo è. Ciò non vuol dire che chi non può avere il latte della propria mamma non avrà salute e successo, ma solo che avrebbe a sua disposizione maggiori probabilità di riuscita se potesse goderne.

Dal punto di vista nutrizionale il latte umano è ritenuto adeguato a coprire tutte le esigenze di un bambino normale almeno fino al settimo-ottavo mese. Normale vuol dire, grossolanamente, che non è nato prematuro, cioè non prima di 37 settimane di gravidanza, di peso non inferiore ai 2500 grammi, da un parto non complicato da patologie, e che è stato ed è in buona salute. I bambini con qualche "anormalità" hanno, comunque, semplicemente bisogno di qualche integrazione di vitamine e minerali che non cambia affatto l'opportunità di alimentarsi al seno finché ne hanno voglia loro e la loro mamma. Questa certezza ha portato l'Organizzazione Mondiale della Sanità (OMS), il Fondo delle Nazioni Unite per l'Infanzia (UNICEF) e appresso tutte le società scientifiche nazionali e internazionali dell'ambito pediatrico nutrizionale, a raccomandare per tutti i bambini una alimentazione esclusiva al seno per "almeno" i primi sei mesi di vita. Un limite inferiore a quello cui, come abbiamo già detto, sarebbe possibile arrivare, che va visto perciò come un limite di sicurezza per tutelare bambini al limite della normalità, limite che, comunque, come vedremo poi, ha meno importanza di quanto sembri.

Anticipare l'introduzione di alimenti diversi dal latte

prima dei sei mesi è quindi del tutto inutile. Anzi, andandosi a sostituire a frazioni più o meno abbondanti di latte umano, qualunque alimento, per quanto nutriente, causerebbe una minore qualità nutrizionale a solo danno del bambino. Solo la non conoscenza dei valori nutrizionali del latte umano, cioè, in parole povere, solo un ignorante potrebbe consigliare di svezzare un bambino allattato al seno perché cresce poco.

Se è un bambino soddisfatto del suo latte, continuerà a crescere poco anche dopo svezzato, e allora ci sarà da mordersi i gomiti. Anche a Candida era stato detto che il suo bambino era cresciuto poco al quarto mese, ma si dà il caso che i bambini allattati naturalmente, dopo una crescita spesso spropositata nei primi tre mesi, successivamente arrivino a diminuire la loro velocità di crescita anche di due terzi. Questo errore di valutazione è piuttosto frequente e nasce dal fatto che, per giudicare la adeguatezza della crescita dei bambini, facciamo abitualmente riferimento, e non sempre correttamente, alle "curve di crescita".

Le curve

Le curve sono elaborate pesando, per ogni fascia d'età dalla nascita alla fine dello sviluppo, gruppi numerosi di bambini, supposti in buona salute, dal più magro al più grasso. In questo modo ci si aspetta di poter rappresentare tutti i vari tipi di crescita normale. Poiché quando io riporto il peso di un bambino sul grafico, in pratica faccio un confronto, le curve migliori per valutare i bambini italiani sono quelle costruite con dati italiani o, al più, europei. Non potrò certo utilizzare le curve fatte per i bambini filippini o pigmei o di altre etnie, che potrebbero avere caratteristiche di crescita completamente diverse. Oltre a questo si considera anche il fattore tempo, perché nell'ultimo mezzo secolo si è visto che i ritmi di crescita dei bambini hanno avuto una accelerazione legata alle migliori condizioni di salute, in generale, e di nutrizione in particolare. Quindi le curve devono essere recenti. E infine, per il periodo che ci riguarda, e cioè il primo anno di vita, si è visto che si deve tener conto anche della peculiarità della crescita dei bambini allattati al seno, che nei primi mesi hanno come una gran fretta di crescere, come se dovessero metter dentro quanto più nutrimento possibile entro una certa scadenza, raggiunta la quale vanno in vacanza e rallentano vistosamente. L'obiettivo da raggiungere così tempestivamente è, cosa non da poco, l'ottimale crescita del cervello che, proprio nei primi tre/quattro mesi, presenta il suo massimo sviluppo post-natale, ed è quindi comprensibile l'impegno nutrizionale profuso. Non possiamo, quindi, valutare un bambino allattato al seno con curve fatte con dati di lattanti prevalentemente alimentati al biberon; rischieremmo, come appunto avviene, di giudicare al ribasso la sua crescita. Dobbiamo utilizzare quelle specifiche per loro, solo da poco a nostra disposizione, e così eviteremo di dare consigli sbagliati.

La "formula"

Se invece un bambino non cresce, e durante le poppate appare insoddisfatto, si stacca e riattacca ripetutamente frignando per protesta e si calma solo temporaneamente cambiando seno, è possibile che la produzione di latte materno stia diminuendo. Questo furto di latte è dovuto all'effetto destabilizzante, sui meccanismi di produzione, di fattori vari come stanchezza, ripresa del lavoro, dispiaceri, ansie, che privano la mamma di parte della sua piena capacità produttiva. Queste crisi di produzione sono del tutto reversibili, soprattutto con l'aiuto di operatori sanitari, come ostetriche, assistenti sanitarie e pediatri, che abbiano una provata esperienza in questo settore, o di consulenti professionali in allattamento al seno. Se gli interventi di normalizzazione falliscono e si rende necessaria una integrazione, è assolutamente più corretto farla con un "latte artificiale". Questi prodotti sono il frutto di una attenta miscelazione di prodotti di base diversi, latte di mucca, sostanze vegetali, zuccheri, minerali, mirata a creare un alimento nuovo, il più possibile vicino alla composizione del latte umano, ma che della struttura naturale del latte non ha più nulla. La composizione finale deve rispettare dei limiti rigorosi indicati dalle autorità scientifiche ed imposti per legge e, solo in questo caso, il Ministero della Salute ne permette la commercializzazione sotto il nome più corretto di "formule alimentari sostitutive del latte umano" o solo "formule", come per semplicità d'ora in poi li chiameremo. Per cui, se pure più grossolanamente, come abbiamo detto, anche le formule sostitutive, date in modo esclusivo almeno fino ai sei mesi, o come integrazione di un allattamento naturale insufficiente, garantiscono un apporto nutrizionale migliore di qualunque altra possibilità. Un'altra conseguenza del necessario rispetto dei limiti imposti dalla legge, è che tutte le formule ammesse in commercio sono assolutamente identiche sotto ogni profilo di qualità e di risultato, quale che sia la differenza di prezzo o le magnificate peculiarità pubblicizzate dalle ditte produttrici. Ne consegue che, non ci stancheremo mai di ripeterlo, la formula migliore è quella che costa meno.

Candida, nel giro di qualche giorno, è riuscita a raccogliere una discreta quantità di informazioni, più o meno quello che abbiamo detto finora. Non è proprio tutto quello che avrebbe voluto, ma si è ripromessa di approfondire ancora. Nel frattempo…

Il paradiso perduto

T - Allora come va, Candidina amore mio?

C - Lo vedi come va, e lo senti come va! Di merda!

T - Beh, in effetti, quella roba un po' le rassomiglia.

C - Ma non eri tu quello che insisteva per provare?

T - Io non ho affatto insistito. Ho solo detto, prova. Era un incoraggiamento, una dimostrazione della mia comprensione e del mio amore per te, pronto a sopportare scene truci come queste pur di non permetterti di abbandonarti alla disperazione. Comunque ti devo fare i miei complimenti, sei veramente versatile. Non lo avrei mai immaginato che sapessi lavorare così bene di cazzuola. Sembri un muratore che stende l'intonaco su una fessura, rasa l'eccesso e poi, con un po' di malagrazia invero, lo rispara sulla parete.

C - Ahhhhhh! Senti Tranquillo, sto fuori della grazia di Dio. Fra un po' esplodo, e se non vuoi morire nell'esplosione, levati di torno! Su amore... aaaaammm. Preferisco soffrire da sola.

T - Certo che se non si può più scherzare!

C - Ma non lo hai visto in che situazione mi sono cacciata. Ma tu guarda che figlio incapace. Stai qui da mezz'ora e non hai fatto niente per aiutarmi.

T - Io ho visto, ho visto tutto. E sono d'accordo con te che un problema c'è. Ma la decisione l'hai presa tu.

C - Come?

T. Non ti scaldare. Sei sempre tanto razionale, e allora ragiona. Hai cominciato col dire che iniziare lo svezzamento non ti andava, e poi che una scadenza così rigida come 5 mesi non aveva senso. Ti sei informata a destra e a manca. Ti hanno detto di tutto e di più, tanto che 'sto svezzamento mi pare peggio della commissione parlamentare sui servizi segreti. Alla fine hai letto su quel giornaletto che hai trovato dal pediatra che ormai i bambini si svezzano non prima dei sei mesi, che sembrava che ti fosse caduta la manna dal cielo, che avevi risolto tutti i tuoi problemi, e tu che fai? Come se non avessi letto nulla, e t'imbarchi a testa bassa in quest'impresa.

C - Ma lo sai benissimo che... no, non così piccolino. Oddio no!

T - Certo che lo so, ma la decisione finale l'hai presa comunque tu.

C - Ma che potevo fare? Io ho provato a resistere... ma tu guarda che casino... l'hai sentita mia madre. Mi... aaaaammmm... mi ha messa in croce. Secondo lei, e quel cavolo di pediatra, gli avrei dovuto già dare la frutta un mese fa. Per abituarlo, dicevano, e poco fa, guardando 'sto casino me l'ha pure rinfacciato. E poi i suoi tempi, e 'ste teorie nuove, e io sono cresciuta bene lo stesso.

T - In effetti, non mi posso lamentare, sei tutta ciccia buona.

C - Ah sì? Sono tutta ciccia buona? Allora dammi una mano, se no, te la scordi la ciccia!

T - Vale a dire? Dovrei convincere tua madre!? E la vicina di casa chi la convince? E la tua amica del cuore, che mantiene almeno tre pediatri, Tribunale ordinario, Corte d'appello e Cassazione? No amore, non è questo il modo. Sai? Quando dal pediatra ti ho vista così...

C - Nooooo! Non con le mani! Ma tu guarda... tutto per terra.

T - Aspetta che prendo il canovaccio... Fermati un attimo però!

C - Io mi fermo per tutta la vita di questo passo. Sì, che non ne posso più. Mi devo calmare un po', assolutamente, se no non rispondo più di me stessa.

T - Ecco brava, tiralo su e stammi a sentire. L'altro giorno, dal pediatra, a parte quello che ho detto, che se si chiede un parere a un medico non ha senso ignorarlo, io quando ti ho visto obiettare, discutere, cercare di verificare tutto quello che ci aveva detto, beh, mi sono sentito molto fiero della mia mogliettina. Come quando in ospedale, anche se non te l'ho mai confessato, perché avevo sempre paura che tu sbagliassi, ti sei imposta per allattare il bambino. Ma tu guarda che grinta, che forza, che mamma!, ho pensato.
C - Brutto farabutto...
T - Aspetta! Fammi finire. Insomma, se hai avuto la forza di fare tutto questo, allora vuol dire che le risorse per uscirne da sola le hai, cioè non da sola, io ti appoggio, ci mancherebbe, ma devi essere tu a farlo, se no ci ricaschi come niente alla prima chiacchiera di comare. Beh, è tutto e adesso non mi azzannare.
C - Ma come ti azzanno!? Vieni qua, stupido. Dammi un bacio!
T - Non mi dire che ne ho azzeccata una. Ah! Anche la lagrimuccia, allora sono stato proprio grande.
C - Non ti montare la testa. Hai ammesso che è la prima volta che ti capita. Comunque hai ragione. Perché mi devo rovinare la vita...
T - Ci dobbiamo, prego.
C - Giusto! Perché ci dobbiamo rovinare la vita solo per non sentire le chiacchiere della gente, e di mia madre? Lei ha fatto quello che riteneva meglio per me e io, noi, faremo quello che riterremo meglio per nostro figlio. I genitori siamo noi, e la responsabilità è nostra, nel bene e nel male. Per cui...
T - Per cui?
C - Fermi tutti e a capo. Non ne parliamo più e, se sei mesi devono essere, che sei mesi siano!

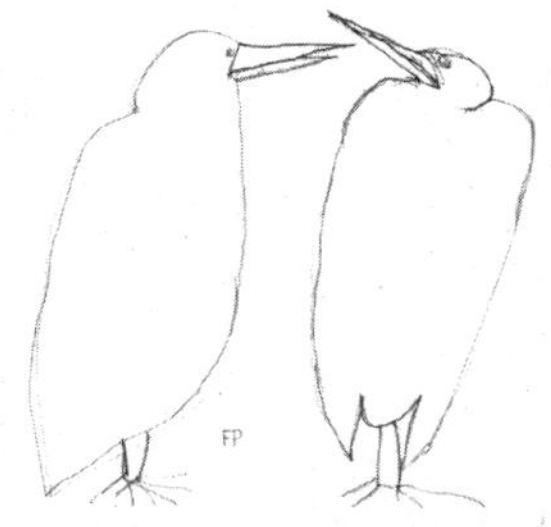

Quando

Le cornacchie

Ad essere onesti, la scena cui abbiamo assistito, nel suo complesso di esasperanti problemi tecnici di somministrazione fino al dichiarato rifiuto sottoforma di trasformazione del tutto in un inaccettabile gioco, non è assolutamente la regola. Ha in ogni caso, prima o poi, un termine, e non tutte le mamme si dichiarano sconfitte subito come Candida. Ma lei, come abbiamo visto, si è messa su una strada tutta sua, inusuale e ancora da scoprire. Quello che è invece la regola, è la fatica fisica e mentale che tutte le mamme sperimentano, indipendentemente dal raggiungimento dell'obiettivo, nell'adempimento del compito loro affidato. Perché altrimenti tante puntualizzazioni, da parte di pediatri e psicologi dell'età evolutiva, sullo svezzamento come trauma psicologico causato dall'abbandono del seno o della suzione al biberon? Proprio per questo si raccomanda grande cautela e pazienza e i genitori, giustamente preoccupati per l'integrità psicofisica del loro bambino, vanno a farsi consigliare, per tanto problema, da uno specialista pediatra.

Come abbiamo visto, finanche oggi, non tutti i pediatri si fidano delle novità scientifiche, neanche se si tratta di raccomandazioni di autorevoli Agenzie internazionali come l'OMS e l'UNICEF, e continuano ad affidarsi alle routine apprese dai vecchi colleghi, osannati professori, libri datati o addirittura alla fantasia; non per nulla la medicina è un'arte. Questo ha generato e genera nei comportamenti prescrittivi una variabilità estrema che non ha alcuna giustificazione, essendo ormai disponibile, da molti anni e per tutti, la possibilità di informarsi ad alti livelli, per non parlare del dovere professionale di farlo. Questo bailamme di indicazioni irrazionali ha creato generazioni di mamme male informate che, quando sono diventate nonne, non hanno potuto far altro che trasmettere, doverosamente e con la migliore buona volontà, la loro esperienza a figlie e nuore. Aggiungete a questo il coro dei membri del Gran Consiglio degli sfigati e capirete perché Candida non ha potuto fare quello che si era razionalmente ed affettivamente prefisso. Chi sono gli sfigati? Vittime, come le nonne, della confusione di noi pediatri sono tutto il contorno di altrettanto male informati e doverosi consiglieri che, pur avendo vissuto pessime esperienze di svezzamento e oltre con i loro figli, sempre con la migliore buona volontà, riversano il loro mal sapere sulla vittima predestinata. Un po' come quelle mamme sfortunate, a loro volta vittime pregresse di un sistema di tutela della maternità assolutamente imperfetto che, quando incontrano una amica in stato di gravidanza, prima si felicitano e poi la incoraggiano con la profezia: "Goditela adesso, che dopo hai chiuso!". Insomma notti insonni, bambini urlanti, preoccupazioni a non finire, solo perché quella è stata la loro disgraziata esperienza. Vale la pena chiedersi se forse hanno, o meglio, gli hanno fatto commettere qualche errore. Se questa fosse la normalità, in passato pochi neonati sarebbero sopravvissuti alla disperazione dei genitori, e addio umanità.

Le ragioni del dubbio

Analogamente, per i piccoli e grandi problemi legati allo svezzamento e, a quanto ci raccontano, intrinseci e scarsamente evitabili, ci siamo chiesti se un'analisi radicale, dai suoi fondamenti, potesse suggerire delle possibili soluzioni. Anche perché ci tormentava l'insensatezza che un passaggio evolutivo così importante per la salute del bambino, e quindi per la sopravvivenza dell'intera specie, fosse così in balìa dei potenziali capricci di qualche sconsiderato adulto. Candida ha sperimentato sulla sua pelle che l'indicazione di non anticipare i sei mesi aveva una sua validità per il semplice fatto che il tentativo è fallito, non sa bene però perché, e non sa ancora come andrà quando ci riproverà a sei mesi, l'età raccomandata. Si crucciava assai per il fatto che il bambino si dimostrasse assolutamente incapace di assumere correttamente il cibo offerto. In più, oltre a sporcarsi e sporcare ovunque, non mostrava alcun interesse per il cibo come tale, tanto da, alla fine, interpretarlo come un gioco, il che, ovviamente, manderebbe in bestia chiunque. Candida non sapeva ancora che tutte le sue considerazioni corrispondevano esattamente al vero.

Partenza senza riflessi

Normalmente, fino all'età di sei mesi circa, i bambini non sono in grado di assumere cibi diversi dal latte correttamente come noi pretenderemmo. La ragione sta nel fatto che i meccanismi di assunzione del latte, alimento liquido, con la suzione, sono, solo a pensarci un attimo ve ne renderete subito conto, del tutto diversi da quelli necessari per l'assunzione di cibi semisolidi o solidi con un cucchiaio. Innanzitutto devono scomparire alcuni movimenti riflessi tipici dei bambini nei primi mesi di vita, cioè contrazioni e azioni involontarie, non controllate, di muscoli in seguito ad uno stimolo. Come quello che succede quando, con un martelletto, percuotiamo il tendine del ginocchio che sta subito sotto la rotula; la contrazione riflessa dei muscoli della coscia collegati a quel tendine solleva la gamba.

Il primo a doversene andare è quello che impedisce al

bambino di aprire la bocca se si toccano le labbra. Quando si allatta, o è il bambino ad aprire spontaneamente la bocca, oppure si strofina il capezzolo sulla guancia e il bambino, anche questo è un riflesso, si gira verso il seno a bocca aperta. Se si offre il seno forzando il capezzolo tra le labbra, il bambino tira fuori la lingua e lo sputa. Farà lo stesso con qualunque altro oggetto, cucchiaino compreso, fino al momento dovuto in cui il riflesso scompare. In passato, per superare questo ostacolo, si cercava di infilare profondamente nella bocca dei bambini il cucchiaino, ripulendolo poi sul labbro superiore e sul palato. Questa astuzia gabbava anche un altro riflesso, quello per cui se si stimola la metà posteriore della lingua, fino ad una certa età, si provoca il vomito, reazione utile a prevenire l'inalazione di corpi estranei. Niente di strano che più di un bambino, svezzato troppo presto, rischiasse di strozzarsi con le prime pappe, da cui la doverosa cautela. Dopo non più, basta aspettare.

Poi il bambino si deve liberare della tendenza, sempre riflessa, a mordere ripetutamente, compulsivamente, tutto quello che si mette in bocca. Nel nostro caso farebbe ripetuti movimenti di semplice apertura e chiusura della bocca sul cucchiaino colmo di pappa, con l'ovvio risultato, come osservava Candida, di mandarne un po' indietro, in gola, e un po' avanti, fuori della bocca, costringendo la mamma a lavorare di cazzuola per evitare sprechi. Ma non basta.

Durante la suzione la lingua, coordinandosi con la mandibola, si muove in senso antero-posteriore permettendo l'estrazione del latte dal seno che, durante la poppata, riempie completamente la bocca del bambino. Questo complesso meccanismo fa sì che il latte non si accumuli minimamente in bocca e, all'altezza della parte più posteriore della lingua, nella zona di congiunzione tra palato duro e molle, con l'avvio automatico del riflesso di deglutizione, passi direttamente nell'esofago. Quando il cibo viene offerto con il cucchiaio, viene invece depositato nella parte anteriore della lingua o a metà, e da lì deve essere trasportato posteriormente fino al punto in cui si provoca la deglutizione. Trattandosi però di alimenti non più liquidi, questi devono essere bene impastati con la saliva e masticati al meglio, prima con le aguzze gengive e poi con i molari per poter arrivare senza rischi e in condizioni idonee alla digestione, fino all'esofago. Il movimento riflesso antero-posteriore della lingua sarebbe d'impaccio ed è solo con la comparsa di tutta la complicata serie di movimenti, stavolta volontari, in senso laterale, di lingua, guance e mandibola che il processo si perfeziona fino a completarsi verso i dodici mesi. Anche questa abilità compare a tempo debito, e non è cosa da poco. Provate a fare un'attenta osservazione su voi stesse e scoprirete quanto elaborato sia tutto il processo e quanto preciso esso debba essere per evitare sia di mordere la lingua invece del cibo, sia di indirizzare il cibo, una volta arrivato sulla rampa di lancio, verso un erroneo bersaglio, cioè in trachea invece che in esofago.

La variabilità biologica

Sarà un caso, ma tutta questa serie di competenze motorie del bambino comincia a comparire dopo i quattro mesi e si completa e perfeziona proprio a circa sei mesi. Il "circa" è d'obbligo, per l'epoca di svezzamento come per tutto ciò che riguarda in generale il nostro organismo. Il motivo è semplicemente che tutti gli esseri viventi, e gli esseri umani non fanno eccezione, pur obbedendo alle stesse specifiche leggi biologiche, presentano per ogni loro carattere, quelle differenze che fanno di ciascuno un individuo unico e irripetibile. Così per lo svezzamento, il tempo di maturazione delle abilità necessarie, di cui abbiamo descritto per ora solo quelle motorie, non è identico per tutti i bambini, pur situandosi intorno a una certa età prevedibile che sono appunto i sei mesi di vita. È abbastanza comune perciò trovare bambini che si mostrano maturi anche una o due settimane prima o dopo i sei mesi. Più raramente si va oltre questi limiti, anche se, casi di ritardo fino a sette otto mesi non sono eccezionali. È possibile, prendetela però per una speculazione, che questi bambini non abbiano un reale bisogno di integrare la loro alimentazione lattea prima di quella data, e quindi, ancora una volta, fidarsi del bambino risulterebbe la scelta migliore. Ma se anche così non fosse, volendo ad ogni costo forzare i tempi, le difficoltà che si incontrano nell'avviare e mantenere la somministrazione di cibi solidi in questi specifici casi, sono tali e tante da favorire nei bambini la comparsa di vere e proprie patologie del comportamento alimentare e, nella famiglia nel suo insieme, seri disturbi relazionali. In parole povere, tutti diventano antipatici a tutti. Ma su questo torneremo.

Un caso specifico è quello dei bambini nati prematuri, in cui la velocità dello sviluppo neurologico è solo modestamente influenzata dall'esperienza. Se un bambino è nato prematuro di due mesi, questo anticipo, all'età anagrafica di sei mesi ci sarà ancora tutto, per cui il suo comportamento sarà come quello di un bambino di quattro. Non c'è nessun problema ad aspettare che anche lui mostri spontaneamente di essere pronto. Le eventuali carenze nutrizionali legate alla sua nascita anticipata potranno essere corrette, come correntemente si fa, con opportuni integratori, senza mettere a rischio la sua salute forzando la mano.

Insomma, tutto si svolge come se qualcuno avesse disposto le cose in modo che, quando compaia il bisogno di integrazione del latte materno, il bambino sia maturo per assumere agevolmente e senza rischi alimenti diversi dal latte. Miracolosamente quello che prima per il bambino era di una difficoltà insormontabile, è ora facile e senza rischi. Il cucchiaino, l'odiato violentatore di uno o due mesi prima, ora scivola in bocca senza ostacoli e senza traumi. Esce perfettamente pulito, e pulito, o quasi, è il bambino. Tutta l'inutilità del cosiddetto allenamento precoce al cucchiaino con la frutta, per facilitare il gran passo successivo, è ormai chiara. Inoltre, anche l'introduzione della sola frutta non è affatto innocua, in quanto assimilabile ad uno svezzamento improprio, perché, sostituendosi comunque ad una parte di latte, sottrae una quota di nutrimento di qualità più elevata.

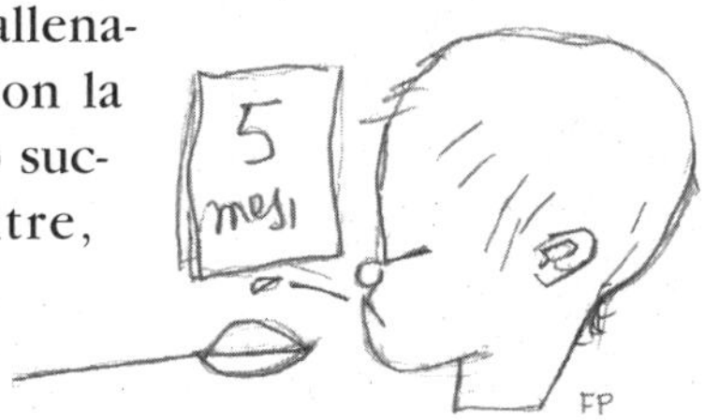

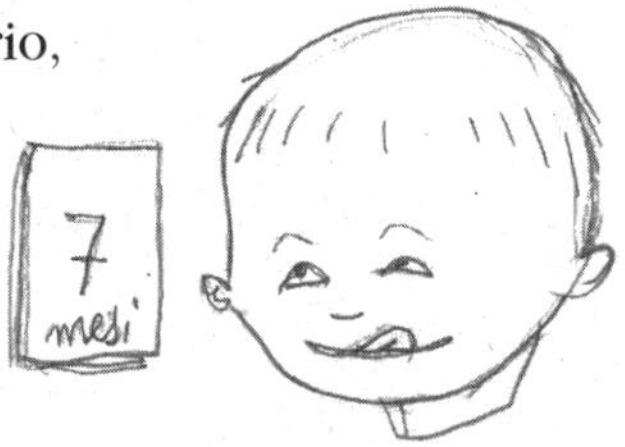

Siamo sicuri che Candida, ormai sulla traccia delle fonti sicure di informazione, prima o poi verrà a conoscenza di quanto abbiamo detto e si rassicurerà. Anche se, quando fosse riuscita a sottrarsi alle nefaste influenze extra-familiari, siamo certi che la sua sensibilità di mamma l'avrebbe comunque messa in condizione di riconoscere le abilità di suo figlio. Per ora è sufficientemente serena riguardo al fatto che aspettare non comporterà rischi nutrizionali per il bambino e guarda fiduciosa alla fatidica scadenza, sperando che il rispetto dei tempi fisiologici basti ad evitare i problemi che ha incontrato al primo tentativo. Vedremo.

La ricetta

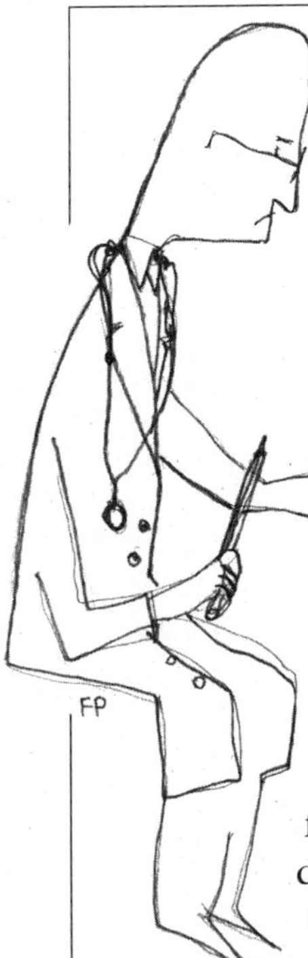

Dottore - Si accomodi signora Candida, come va?

Candida - Bene dottore, grazie. Anche se... Insomma... potrebbe andare meglio.

D - A che proposito signora? Vedo qui che ha telefonato per lo svezzamento. Ma non ne avevamo già parlato la volta scorsa? Ecco qui in cartella... consigliato svezzamento, prima pappa, seconda fra un mese eccetera eccetera. Allora mi dica, cos'è che non va?

C - Non è che non va. Cioè, la prima volta, veramente, bisogna che glielo dica, non è andata bene per niente. Sarà che sono inesperta, che ho un figlio particolare, ma non siamo riusciti a farlo mangiare. Anche lei si era raccomandato di avere pazienza, di non insistere, e noi non abbiamo insistito

D - Come sarebbe, non avete insistito?

C - Sarebbe che ci abbiamo rinunciato.

D - Come rinunciato? Quel giorno, ma il successivo?

C - No, no, proprio non ci abbiamo più provato. Abbiamo aspettato che avesse sei mesi, sa, avevo sentito dire che era meglio, non volevo disturbarla troppo, e poi ci abbiamo riprovato.

D - Ah bene! Ma quando dicevo pazienza non intendevo mica abdicazione totale. Per carità, la madre è lei e io posso solo darle consigli. Lungi da me forzarla a fare quello che non vuole, ma non è che le dico una cosa o un'altra nel mio interesse. Anzi a dirla tutta, il mio cliente è il bambino

ed è lui che devo tutelare. Lei mi chiede, io rispondo. Poi, se lei non vuol fare quello che le consiglio, ovviamente, lei, ne ha tutto il diritto. La responsabilità però è sua.
C - Ma dottore, non è che non voglio fare quello che mi dice. Noi ci abbiamo proprio provato e non ci siamo riusciti.
D - Sì, ma poteva telefonare. Qualcosa avremmo fatto. Ma se lei ha preferito affidarsi ad altri...
C - Ma no, se sono venuta è perché mi fido di lei. E poi che altri, le amiche, madre, suocera. Una pensa di far bene. Sa, dopo il pasticcio che abbiamo combinato con la prima pappa ci siamo sfiduciati, era proprio un disastro e comunque anche adesso abbiamo fatto tutto secondo le sue indicazioni.
D - Che vuol dire secondo le mie indicazioni?
C - Beh, abbiamo seguito per filo e per segno la sua ricetta. Eccola, guardi.
D - Sì, sì la conosco. Anche se adesso sarebbe già tempo di cambiare qualcosa. Comunque mi racconti quello che è successo, su!
C - Allora, le dicevo che la prima volta era andata male, che non voleva.., cioè, non è che non volesse, ma sputacchiava tutto ovunque, come se non fosse capace...
D - E che pensava che mangiasse con coltello e forchetta?
C - Lei ha ragione dottore. Ma noi non ce l'aspettavamo. Lei ci aveva avvisato che ci poteva volere del tempo, ma... Va beh, insomma, adesso, cioè, a sei mesi, è andata molto meglio. Apriva bene la bocca, non sputava più, proprio bravo, come un bambino grande.
D - E lo credo, fra un po' va in bicicletta!
C - Lei scherza dottore, ma noi eravamo al settimo cielo che tutto si fosse sistemato. Certo, non finiva tutto il piatto, però, lei ci aveva detto che ci voleva tempo e così ci accontentavamo.
D - E invece?
C - E invece, dopo nemmeno una settimana, ha ricomin-

ciato. Non è che facesse come prima, come la prima prima volta. Lui in pratica inizia bene con qualche cucchiaino, poi comincia a distrarsi e non ne vuole più sapere. E se insistiamo allora sì che ricomincia il macello. Ormai sono dieci giorni che andiamo avanti così. Ecco perché mi sono decisa a chiamarla.

D - Quindi praticamente sono dieci giorni che salta il pasto?

C - La pappa la salta certo, ma non lo lascio mica digiuno. Dopo lo attacco al seno e si fa la sua poppata di gusto.

D - Ma se fa così per forza non mangia, tanto dopo ha il suo latte! Nella ricetta, che lei dice tanto di aver seguito, si parla di eliminare la poppata di mezzogiorno, ma se lei non lo fa cosa pretende che mangi.

C - Ma i primi giorni la poppata l'avevamo saltata.

D - E infatti mangiava.

C - Ma io il seno gliel'ho ridato solo dopo che aveva cominciato a rifiutare la pappa, non prima.

D - Comunque sia non gli deve dare il suo latte altrimenti non ne usciamo, e avere pazienza.

C - Non sarà dottore che si è già stancato del sapore della pappa?

D - Signora, sono trent'anni che prescrivo questa dieta e nessun bambino si è mai stancato. Sì, capitano bambini come il suo che faticano ad avviarsi ma, come non mi stancherò mai di ripetere, bisogna avere pazienza e tutto si risolve. I bambini sono fatti così, subiscono lo svezzamento come un trauma psicologico, poi diventano capricciosi e così via, si sa. Se fosse tutto tanto semplice non starei qui dalla mattina alla sera.

C - Sa, glielo dicevo dottore, perché, una sera a cena che lo tenevo sulle ginocchia, ha tirato su per caso dal piatto un pezzettino di pasta al pomodoro e vedesse come gli è piaciuta!

D - Signora non scherziamo! Un conto è che gli possa essere piaciuta, cosa che non dubito, un conto è che la possa mangiare senza rischi. Mi spieghi allora per quale motivo

dovremmo perder tempo ad elaborare diete specifiche per i bambini. C'è tutta una scienza dietro, che crede!
C - Ma non è che io gliela volessi dare. Ha fatto tutto da solo! Lui, capisce?
D - E lei glielo impedisca. O pensa che possa capire quello che fa? Stia a sentire, segua attentamente la ricetta che le darò. Dov'è... dov'è? Ah! Eccola. Questa è più adatta all'età attuale. La guardi e veda se c'è qualcosa che non capisce.
C - Più o meno è come l'altra.
D - Non pretenderà mica che facciamo le corse. Bisogna essere precisi e non fare niente per caso. Una cosa per volta e con calma. Se guarda bene vedrà che al brodo può aggiungere anche un'altra verdura oltre patata e carota.
C - Che verdura dottore?
D - Ma faccia lei! Lo saprà pur fare un brodo vegetale.
C - Beh, sì, ma sa, per il bambino......
D - Basta che non ci metta il sale, mi raccomando.
C - Ah, ascolti, dottore. Posso metterci un po' più di parmigiano? Sa, un pochino più saporito, gli piacerebbe di più.
D - Ma sì, sì. Il parmigiano lo davamo anche ai bambini prematuri una volta. E può alternare anche la crema cinque cereali a quella di riso. Insomma sta tutto stampato lì. Per ora faccia così e mi avvisi se ci sono problemi.
C - Spero proprio che la mangi.
D - Non mi riferivo a quello. Intendevo eventuali reazioni allergiche ai nuovi alimenti.
C - E perché?
D - Come perché? Perché sì. Perché può succedere. Se no perché gliene diamo uno per volta? Non lo sa che esistono le allergie? Si fidi, via. Stia tranquilla. E non gli dia più il suo latte a mezzogiorno. Poi, risolta la prima pappa, passiamo subito alla seconda, la sera. Ovviamente, senza il suo latte, se no siamo da capo. OK?
C - Va bene, le farò sapere. Arrivederci dottore.
D - Arrivederci signora. E non si preoccupi!

Cosa

Cattive compagnie

Ebbene sì, lo confesso. Quel pediatra è la mia fotografia di trent'anni fa. Un po' saccente e un po' ignorante, un po' paternalistico e un po' cattivo. Era il modello prevalente di medico che usciva dalle università e che attualmente è sempre più raro, almeno credo e spero. Fortunatamente si può cambiare. Ci vuole tempo ma ci si riesce. Soprattutto se il destino ci vuol bene e ci offre l'occasione di incontrare e riconoscere le persone giuste, come a me è accaduto. Chi non ha potuto godere della stessa mia sorte vi si potrebbe riconoscere in caricatura. Non me ne abbia; possiamo sempre dire che la colpa è di qualcun altro.

Ma cosa ha fatto di tanto sbagliato il pediatra di Candida? Se guardiamo a quelle che sono le abitudini di svezzamento più diffuse, assolutamente nulla. Talmente diffuse che, come ha osservato più volte Candida, tutti sanno quel che c'è da fare. Sua madre faceva tutto esattamente nello stesso modo che è stato consigliato a lei. Può anche darsi che le ricette stampate che le ha consegnato il pediatra siano ancora le stesse. Io ci scommetterei che il contenuto è lo stesso e che cambia solo il logo pubblicitario della ditta che li ha offerti come gadget al pediatra. E sì perché, non dimentichiamocelo, come c'è un ricco mercato delle formule (i vecchi latti artificiali), c'è un altrettanto ricco mercato di alimenti per l'infanzia. E, dicono dalle mie parti, mercato ricco mi ci ficco.

Il mercato

Le ditte produttrici di formule fanno prodotti di alta qualità che, in caso di necessità, si rivelano determinanti e insostituibili nel salvaguardare la salute dei bambini, soprattutto se messi a confronto con il latte animale al naturale (vacca, capra, asina). Il problema è che troppo spesso, come avrete letto sulla stampa, si è scoperto che tali ditte, per promuovere le vendite, corrompono gli staff degli ospedali e i pediatri di famiglia offrendo, nel migliore dei casi, apparecchiature diagnostiche e terapeutiche, libri e congressi di aggiornamento; nel peggiore, vacanze, gioielli, denaro contante. La tecnica operativa consiste di solito nel non mettere in atto o, peggio ancora, aggirare tutte le raccomandazioni internazionali di promozione dell'allattamento naturale, nel convincere le mamme a smettere alla prima difficoltà, nell'attribuire al latte materno la responsabilità di patologie allergiche e pseudo-allergiche del bambino. Esattamente lo stesso avviene per promuovere le vendite di alimenti speciali per l'infanzia a partire dai quattro mesi di età. Questo limite è imposto per legge, nell'ambito degli indirizzi nazionali per la promozione dell'allattamento naturale, per cui fino a quell'età sarete lasciate in pace. Ma alla sua scadenza aspettatevi l'arrivo del postino con generose offerte gratuite di buste, borse, valigette (tipo quelle già ricevute alla dimissione dall'ospedale), rigurgitanti creme, pastine, omo e liofilizzati, integratori, nonché manuali di noti pediatri per educarvi a spendere quanto più possibile su una alimentazione della migliore qualità per vostro figlio. Come non essere riconoscenti verso tanta sollecitudine? Perfettamente d'accordo, se vi servissero. Ma ormai sappiamo che non servono, perché fino ai sei mesi basta e avanza il latte materno o la formula. Ma ammettiamo pure che non ci sia malizia, che si tratti solo di concorrenza pura e semplice fra le varie ditte a chi arriva prima a casa vostra in attesa del momento giusto per lo svezzamento. La domanda allora è: il bambino, a sei mesi, ha realmente bisogno di questi prodotti particolari? Il pediatra ha fatto bene a rimproverare Candida per quel fortuito assaggio di pasta? Quella povera donna lo ha veramente avvelenato?

Alimenti speciali

Tanto per cominciare chiunque legga sulle etichette gli ingredienti con cui vengono prodotti gli alimenti speciali per bambini, trova elencate farine di cereali del tutto identiche a quelle con cui si fanno pasta, pane e biscotti; carne di animali vari della stessa provenienza, terrestri intendo, di quelli che acquistiamo dal nostro macellaio di fiducia; e qualità di verdure, frutta e grassi animali e vegetali che quotidianamente utilizziamo nelle nostre preparazioni domestiche. Qual è allora la differenza? Che sono igienicamente sicuri? E ci mancherebbe pure che non lo fossero! Anche ciò che acquistiamo nei negozi è igienicamente sicuro, altrimenti non sarebbe in vendita. E una volta portato a casa, ulteriormente mondato, lavato e cucinato a temperature necessariamente elevate, finisce per sterilizzarsi e, essendo consumato sul momento, non fa in tempo a contaminarsi. Se vogliamo essere pignoli è l'alimento già pronto che, se fosse stato contaminato all'origine, aumenterebbe notevolmente il suo contenuto di microbi e quindi il rischio di una intossicazione o infezione alimentare. È ovvio che debbano essere rispettati i normali criteri igienici ma questo vale per qualunque alimento, pronto o meno, che noi manipoliamo e, come dice la parola stessa, il criterio più importante è lavarsi le mani.

Sarà allora, che il particolare trattamento industriale di omogeneizzazione o liofilizzazione li rende particolarmente digeribili per il delicato intestino dei nostri piccoli. In effetti, una coscia di pollo intera non è un bocconcino leggero per un lattante, ma dubitiamo che una mamma gliela offrirebbe, come pure che il bambino ne faccia qualcosa. Ma una mamma normale, per semplice buon senso, offrirebbe la carne a pezzettini, tritata, sfilacciata, la pasta e il pane a pezzetti o schiacciati, legumi e verdure passati. Insomma, li pre-tratterebbe in modo che arrivino in bocca al bambino come se fossero già masticati, perché lei sa bene, mentre le multinazionali delle pappe evidentemente la immaginano sventata e ignorante, che, finché il cucciolo non ha i denti molari, non può triturare adeguatamente il cibo solido. Ma questo surrogato di masticazione è sufficiente perché un lattante in età di svezzamento riesca a digerire bene il cibo, assimilando tutto quello che c'è da assimilare per la sua buona crescita? Se lo svezzamento viene fatto all'epoca corretta, cioè i sei mesi circa, di cui abbiamo discusso, la risposta della ricerca scientifica è un chiaro sì. A quella età i bambini hanno un apparato gastrointestinale assolutamente in grado di digerire tutti gli alimenti che assume un adulto, nella pezzatura "masticata" dell'adulto, purché, ma questo vale per tutti, preparati correttamente. Il che non vuol dire preparazioni poco appetitose, scondite, ipersemplificate, ma soltanto rispetto delle regole della buona cucina regionale, quale che sia la regione.

Un esperimento ingiustificato

Questi poveri alimenti speciali, tanto bistrattati, non sono poi così intrinsecamente cattivi. Sono figli in provetta della rovinosa politica di anticipazione dell'epoca di svezzamento e, come tali, un senso lo avevano. Forzando l'introduzione nella dieta di alimenti solidi a tre mesi, età in cui l'intestino è ancora immaturo sia sotto il profilo delle capacità digestive, sia sotto quello della suscettibilità alle allergie, praticamente si metteva a rischio l'incolumità fisica, e non solo, del bambino. Questa possibilità era, già allora, talmente chiara a tutti che si riteneva indispensabile utilizzare non gli alimenti di tutti i giorni, ma preparazioni specifiche che garantissero un risultato nutrizionale accettabile con il minimo di rischio di disturbi intestinali. Di qui l'invenzione degli omogeneizzati prima e dei liofilizzati poi, delle farine predigerite e dei biscotti in granuli, fino all'olio di oliva e all'acqua dei bambini fatti, pensate un po', esclusivamente con olio di oliva e con acqua. Nonostante questo po' po' di tecnologia il timore di far male restava, tanto che ci raccomandavano di introdurre un alimento per volta, di osservare attentamente eventuali reazioni allergiche sospette e di monitorare l'andamento della efficienza della digestione con un maniacale controllo del peso e delle caratteristiche delle feci. In pratica si sapeva di far male, e si faceva lo stesso, ma con grande cautela e professionalità. L'aspetto più assurdo di tutta la storia è che nessuno, prima di far scoppiare questa vera rivoluzione, aveva minimamente pensato a fare una sperimentazione appropriata per dimostrare prima l'innocuità e, successivamente, i vantaggi di un così radicale cambiamento scientifico e sociale. La gestione del passaggio dalla alimentazione esclusivamente a base di latte materno, o con formula, ad una mista con cibi solidi, passava, nei fatti, dalla famiglia, cui spettava da secoli, al medico. Non solo, da una tradizione culturale di saperi semplici, fondati sull'esperienza e trasmessi di madre in figlia, diventava un fatto talmente tecnico da non poter più veramente, anche volendo, essere lasciato in mano a persone ignoranti della materia. Presi dal vento della modernità, tutti, popolo profano ed élite medica, si sono fatti portare per mano, senza la minima reazione, su un territorio sconosciuto, accecati dal supposto alone di scientificità del nuovo modello, ben lontani dall'immaginare che dietro non c'erano assolutamente fatti, ma solo parole, parole, parole.

Il risveglio

Con il passare dei decenni, come la bella addormentata nel suo castello celato dai rovi, lo svezzamento familiare è stato dimenticato e aspetta ancora il suo principe. Ci si sarebbe potuto aspettare che, con la lenta ma inesorabile rimonta dell'allattamento naturale, nella frequenza e nella durata della sua esclusività nella dieta, si sarebbe verificata una riappropriazione di competenze anche per lo svezzamento. Invece gli stessi alimenti e schemi prudenziali, che erano stati pensati espressamente per bambini molto piccoli ed immaturi, sono stati ciecamente trascinati lungo l'erta dei quattro, e poi cinque, e infine sei mesi, senza affatto tener conto che il bambino che si intendeva svezzare, maturando, ne diventava progressivamente sempre meno bisognoso. Per essere imparziali possiamo concludere che gli ottimi alimenti e le corrette modalità della loro introduzione, che erano giustificati e necessari per svezzare, pur senza una ragione valida, un bambino di tre mesi, non lo sono più per uno di sei. Tempo e denaro buttati al vento. E con qualche rischio che, se il loro uso viene mantenuto troppo a lungo, si incontrino poi serie difficoltà a far accettare ai bambini più grandi gli alimenti da masticare.

A questo punto, con una certa dose di incredulità, arriva la domanda: "Ma proprio tutto?" La risposta è sì, proprio tutto. "Ma proprio tutto tutto?" Sì, proprio tutto tutto.

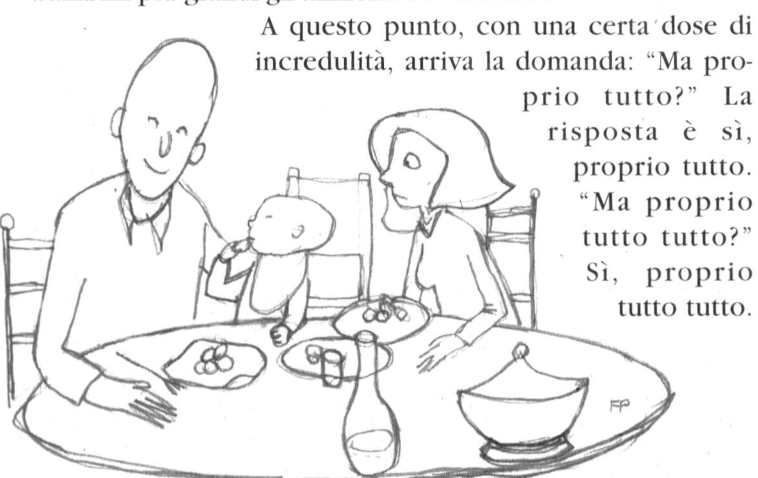

Questa certezza l'abbiamo acquisita nell'unico modo oggi ammissibile, e cioè cercando esperienze concrete, condotte da ricercatori affidabili, senza conflitti di interesse, e pubblicate su riviste scientifiche serie. Non facciamo più affidamento, come abbiamo fatto superficialmente in passato, su semplici dichiarazioni di personaggi più o meno autorevoli o sull'esperienza pluriennale di colleghi più anziani che, solo per avere la "barba bianca", dovrebbe essere veritiera. E non perché si voglia necessariamente attribuire a costoro una malizia di fondo, ma proprio perché il criterio con cui oggi in medicina si prendono decisioni è radicalmente cambiato.

Quale medicina

A voler essere precisi non è che siano proprio cambiati i criteri. La medicina, quella vera, ha sempre cercato di operare su basi solide, cioè sui risultati della ricerca scientifica e non sulle opinioni o speculazioni di qualche grand'uomo, utili per produrre ipotesi di lavoro ma molto meno per curare la gente. Il fatto è che l'entusiasmo generato dal progresso scientifico, un po' in tutti i campi, ha indotto medici e comuni persone a pensare di poter curare e prevenire ogni malanno. Il risultato è stato un proliferare spaventoso di pratiche, terapie, analisi, esami strumentali di incerta utilità e innocuità e dal costo complessivo talmente spropositato da rischiare di paralizzare qualunque sistema sanitario. Come reazione a un tale stato di cose si è progressivamente diffuso nel mondo scientifico un atteggiamento più rigorosamente critico nei confronti delle pratiche correnti che aveva come obiettivo la cernita del buono e del cattivo, dell'utile e del superfluo, del conveniente e del dispendioso. Quindi, diciamo che, utilizzando metodi di verifica innovativi, i vecchi criteri di giudizio si sono affinati e rafforzati e le conclusioni tratte hanno acquistato una certezza sicuramente maggiore, sempre nei limiti dei livelli di conoscenza attuali. Questa operazione, di portata internazionale, ha avuto come clamorosa conseguenza il riconoscimento che gran parte, ad essere clementi almeno la metà, di tutto ciò che si faceva in ambito medico era o inutile o dannoso e meritava di essere eliminato o modificato. La reazione al graduale accumularsi di tante prove, demolitrici di modi di operare consolidati, non è stata, come ci si sarebbe potuto aspettare, particolarmente violenta. Il sistema ha assorbito bene il colpo, quasi un muro di gomma, e gli attesi cambiamenti, soprattutto sul fronte dell'assistenza di base, sia ambulatoriale che ospedaliera, sono stati o elusi o estremamente lenti. I motivi di questa deludente risposta del sistema sono quelli cui abbiamo più volte accennato: pigrizia mentale, interessi economici, scarsa informazione dei principali interessati, cioè voi. Chi ha raccolto il messaggio c'è comunque stato e, vi posso garantire, non ha vita facile, perché deve superare un doppio ostacolo: una incolpevole visione confusa della salute, radicata nella maggioranza della popolazione, e l'opposizione, spesso stizzosa, dei colleghi. Quando va bene, si dice che è strano. Quando va male, rischia del suo.

Dunque, a questa stregua, chi vorrebbe possedere la vera scienza, che in primo luogo costa fatica, secondariamente rende l'uomo uggioso e timido, e infine è gradita solo a un ristrettissimo numero di persone?

Erasmo da Rotterdam, *Elogio della pazzia*

PRATICHE MEDICHE RICONOSCIUTE INUTILI O DANNOSE

In gravidanza

Visite "mediche" di routine
Controllo elettronico del battito di routine
Integratori alimentari
Creme preventive per le smagliature

Trattamenti preventivi per le ragadi

<u>Nel neonato</u>

Bagno immediato alla nascita
Legatura immediata del cordone
Alcol etilico per la medicazione del cordone
Separazione dalla madre di qualunque durata
Integrazioni al latte materno nelle prime 48 ore

<u>Nel lattante</u>

La sterilizzazione degli indumenti
Visita di controllo ogni mese
Posizione sul fianco nel sonno
Dieta materna per la dermatite del bambino

<u>Nel bambino</u>

La dieta nelle diarree
Antibiotici preventivi in caso di febbre
I sedativi della tosse
L'aerosol nelle malattie influenzali
I plantari per il piede piatto
La ginnastica correttiva per la scoliosi
La dieta da sola per dimagrire
Fino a due terzi dei ricoveri nei reparti pediatrici

Facciamo pulizia

Per quanto attiene al nostro quesito, la ricerca scientifica ha praticamente concluso che i lattanti svezzati, e anche successivamente nutriti con alimenti preparati in casa con ingredienti di uso comune, crescono altrettanto bene, quantitativamente e qualitativamente, di quelli per i quali vengono usati i prodotti dell'industria specializzata. Uno studio in particolare ha dimostrato la validità di questa conclusione anche iniziando gli alimenti solidi a quattro mesi, quindi ben prima dei sei, quando noi sappiamo di poter garantire ai nostri bambini, ormai maturi, la completa tranquillità riguardo possibili effetti negativi. Tutte le paure, che abbiamo accumulato in tanti anni, riguardo la pericolosità dei più svariati alimenti sono state, passo passo, ricerca dopo ricerca, sistematicamente smentite.

Il sale

Una delle più ricorrenti, anche perché in qualche modo teoricamente legata alla patologia, è stata quella del sale. Tutti sanno, ed è vero, che gli ipertesi, cioè le persone affette da elevata pressione sanguigna, traggono giovamento dalla eliminazione o riduzione del sale dalla dieta. Ed è altrettanto vero che una dieta che contenga moderate quantità di sale può contribuire a diminuire consistentemente, in ignari soggetti predisposti, il rischio di diventare ipertesi. Ma non è assolutamente vero che sia necessario eliminare del tutto il sale. Anche perché il sale, chimicamente il cloruro di sodio, è naturalmente contenuto negli alimenti naturali. Sapete dove trovate quantità eccessive di sale? Negli alimenti pronti, che tanto successo stanno ottenendo anche da noi. Se perciò i pasti li preparate voi, che sicuramente sapete far di meglio che un anonimo brodo vegetale, sarete in grado di regolare con prudenza la quantità di sale aggiunto. È vero che è stato anche dimostrato che quantità esagerate di sale nei primi mesi di vita non innescano meccanismi ipertensivi di sorta, ma che senso ha ripetere l'esperimento a casa propria, quando con giuste quantità di sale le ricette sono tanto gustose quanto salutari? Come vedete torniamo sempre al principio di una buona cucina, quella che noi pediatri conosciamo evidentemente poco, vista la elementarità delle nostre ricette.

Il pediatra di Candida, per il brodo vegetale non va oltre la patata e la carota e, nonostante la sua scienza conceda generosamente subito dopo anche un'altra verdura, stranamente, quale sia non ha più importanza, e lascia la scelta a *Candida. Forse lui stesso non ne ha la mi*nima idea. Ma non c'era un problema di allergie? Boh! Se si fosse trattato di un pediatra donna, chissà? Avrebbe almeno fatto miglior figura come cuoca. Ma un uomo!? Almeno avessero inserito tra le materie della specializzazione in pediatria la visione obbligatoria in tivù di qualche puntata del programma "La prova del cuoco", o delle peregrinazioni paesane del grande Vissani, sgrammaticature permettendo. Devo confessare che a rivedermi, nei miei baldanzosi giovani anni, prescrivere tante banalità a donne sicuramente più esperte di me, e rivedere loro accettarle senza battere ciglio, mi è sempre venuto il dubbio che, in segreto, mi commiserassero, e che solo la cautela di un immeritato rispetto per il tutore della salute del loro figlio le aiutasse ad evitare di scoppiare a ridermi in faccia.

E oltre le banalità anche le incongruenze. Pontificavamo sulla abolizione assoluta del sale e non lesinavamo il formaggio grana. Che altra funzione poteva avere quella aggiunta, se non di salare la pappa o minestrina che fosse? Svezzando un bambino cerchiamo di introdurre nella sua dieta alimenti diversi dal latte, che portino qualcosa in più che nel latte non c'è. Ma di cosa è fatto il formaggio grana, o simili, se non di latte e sale? E considerato che un lattante di latte ne prende già in abbondanza, ecco che l'unica sostanza nutritiva che realmente incrementiamo è il sale.

Veramente ce la facevamo sulle scarpe. Probabilmente la fiducia che ci veniva tributata era così grande e cieca da impedire la comparsa di ogni minimo dubbio sulla validità delle nostre affermazioni. Se ci fosse stata fatta una obiezione bene argomentata, non avremmo saputo che rispondere, perché veramente dietro tutto ciò che raccontavamo non c'era nulla, solo un misero sapere raccogliticcio senza padre né madre presentabili. Personalmente tremavo al solo pensiero che mi si chiedesse quali e quante verdure mettere nel brodo. Oggi una simile domanda non mi coglierebbe impreparato: un bel pacco di minestrone surgelato e via.

Il maiale

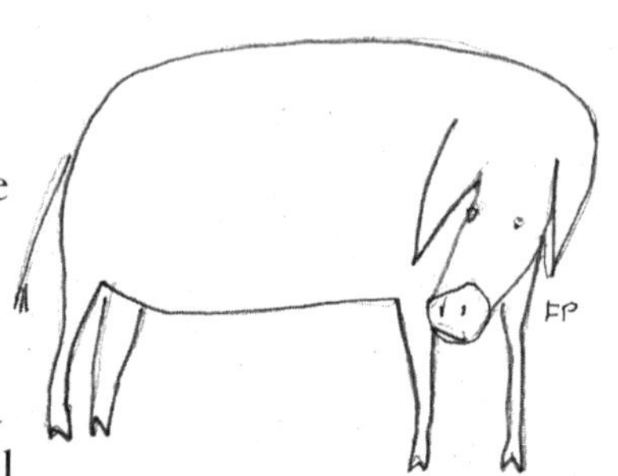

Un'altra vittima illustre della pseudoscienza dello svezzamento è stato il maiale. Pesante, focoso, forse poco nobile per la sua tendenza a rotolarsi per il luridume della sua stalletta, a fronte del solenne incedere per rugiadosi pascoli del vitellone, non poteva certo essere ammesso alla mensa di fragili pargoli dal vergine stomaco. Gli veniva preferito il mite agnello, il timido coniglio, il pio bove. Anche se, tabelle alla mano, la qualità nutrizionale della sua carne non ha nulla da invidiare alle altre specie animali e, per quanto riguarda il suo bistrattato grasso, come già sapevano per esperienza le mie nonne e le vostre bisnonne, lo strutto possiede una composizione che lo rende particolarmente idoneo alla frittura, paragonabile all'olio extravergine di oliva.

Se non che, cacciato dalla porta, è rientrato dalla finestra, prima come omogeneizzato di prosciutto, come se il prosciutto chissà cosa fosse, e solo successivamente come maiale in toto. Il prosciutto, evidentemente, è connotato diversamente dalla bestia di cui fa parte, deve avere in sé qualcosa di signorile che fa dimenticare le sue umili origini, e che gli ha consentito di fungere da cavallo di Troia per vincere la resistenza delle mamme dei potenziali consumatori. Il rientro è diventato poi, recentemente, un trionfo quando due prestigiose ditte produttrici di alimenti per l'infanzia talmente prodigiosi da trasformare, senza colpo ferire, semplici bambini in geni precocissimi si sono messe a litigare a suon di carta bollata sulla liceità di chiamare prosciutto nientemeno che la coscia di maiale. E voi pretendete di capire qualcosa di svezzamento! Rinunciateci e dimenticatelo. Fate tutt'altra cosa. Vi garantisco che è possibile.

Il glutine

La storia del glutine è più articolata. Somiglia alla vita di un aristocratico che passi attraverso una rivoluzione. Si tratta di una proteina presente in alcuni cereali, tra cui il grano, che deve la sua particolare importanza al fatto di essere pressoché indispensabile, proprio per la sua collosità, alla fabbricazione della pasta. Per un certo periodo si era addirittura affermata anche una "pastina glutinata", cioè con aggiunta esterna di ulteriore glutine oltre quello naturale. Mossa astuta da un punto di vista commerciale, ma assolutamente superflua. La pasta era sì, apparentemente, più nutriente ma non aveva nulla di realmente diverso. Il fatto, tuttavia, che fosse così arricchita sembrava convincere i pediatri e blandire le mamme, abbastanza da garantirne il successo.

Si sapeva già dell'esistenza di una grave malattia causata dalla presenza del glutine nella dieta, la celiachia, ma si pensava che fosse un evento raro, e quindi non tale da richiedere una particolare prudenza. Poi, recentemente, è scoppiata la bomba: la celiachia è presente nella popolazione nel rapporto di un caso ogni cento persone. Il glutine è diventato subito un mostro da combattere e si è affacciata la tentazione di farlo sparire dallo svezzamento fino a data da destinarsi. Ma inutilmente, perché il glutine scatena la celiachia solo in soggetti geneticamente predisposti e lo fa indipendentemente dal momento della sua introduzione. Che la si faccia a sei o a dodici mesi, il destino di quel bambino non cambierà. Anzi, a detta degli esperti, poiché la celiachia si riconosce meglio quando si manifesta nel bambino più piccolo, prima si dà, prima si fa la diagnosi, prima inizia la cura, cioè l'eliminazione totale e definitiva del glutine dalla dieta.

Le allergie

L'ultimo spauracchio sventolato dal nostro risentito pediatra davanti a una Candida meno brillante del solito, è il rischio di comparsa di allergie alla prima introduzione di alimenti nella dieta. Dopo che se ne sente parlare da mattina a sera, sia sulla stampa che in televisione, è facile immaginare quanto l'ammonimento sia stato preso sul serio. Ma attenzione! Che le malattie allergiche siano aumentate è indubbio. Che per questo ci si debba fasciare il capo prima di essercelo rotto è un altro paio di maniche.

Le conclusioni più recenti della ricerca, parliamo degli ultimi dieci/quindici anni, relative allo specifico rischio legato alle modalità di svezzamento sono estremamente tranquillizzanti. C'è un consenso pressoché unanime delle più importanti società e accademie scientifiche pediatriche sulla inutilità, se lo si fa a sei mesi di età circa, di una introduzione graduale e dilazionata dei vari alimenti che costituiscono una dieta normale ai fini di una prevenzione delle allergie. Queste conclusioni sono probabilmente valide anche tra i quattro e i sei mesi. E' possibile che un rischio ci sia se si anticipa ancora a prima dei 4-6 mesi, ma questo non ha peraltro, come sapete, alcun senso, né pratico, né nutrizionale. I pochi che dissentono dichiarano di farlo per voler essere esasperatamente cauti, pur ammettendo, in un certo modo smentendosi, di non essere in possesso di prove che giustifichino pienamente la loro scelta. Insomma non è vero, ma ci credo.

Un atteggiamento diverso è giustificato soltanto nel caso

che si sappia già che quel bambino è un allergico, di solito al latte vaccino della formula, o perché è affetto da dermatite atopica, malattia della pelle che può essere la spia di allergie a svariati alimenti come pesce, frutta secca, frumento, ma soprattutto bianco d'uovo e il solito latte vaccino che, tutti e due insieme, coprono più del 90% delle allergie alimentari di quella età. Questi bambini hanno in effetti una più alta probabilità di reazioni, circa uno su quattro, magari modeste, al momento della prima introduzione di quegli alimenti ma, questo rischio e la gravità della reazione, non diminuiscono se, per darli, si aspetta un mese, o sei o dodici, né se si danno da soli invece che mescolati ad altri. Per cui quel che serve fare, solo in questi specifici casi, e solo per i cibi contenenti quegli specifici alimenti, è consentire solo assaggi di poche briciole, in modo che una eventuale malaugurata reazione sia contenuta e di nessun danno (anche se scopriremo comunque in seguito che si può fare così per tutti). Se non succede nulla, si va avanti come con tutti gli altri.

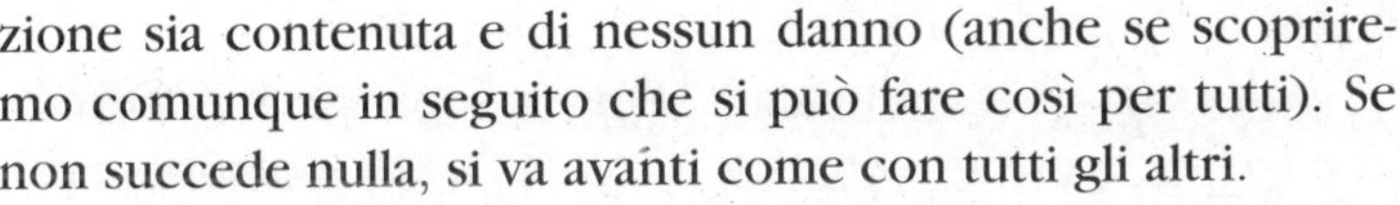

Sappiate che, nei soggetti predisposti alle allergie, è l'introduzione continuativa di un alimento che porta alla sua tolleranza, cioè a non avere più conseguenze negative. Invece una sua lunga sospensione può favorire reazioni gravi al momento del successivo contatto. In fondo si cambia poco, solo un po' più di attenzione a pochi alimenti e per il poco tempo necessario. Qualcuno ancora insisterà: "Sì, va bene, saranno pure una minoranza di casi, ma se si fanno introduzioni singole, nel caso sfortunato dovesse andar male, l'individuazione dell'alimento responsabile si riesce a far prima." Tutto vero. Ma vale la pena darsi tanto da fare quando sappiamo già verso quali alimenti puntare l'indice? Come abbiamo detto prima, si tratta quasi sempre di latte e uovo e, oltre a loro, pochi altri. Certo, in teoria, si può essere allergici a tutto. Vogliamo essere coerenti? Se sì, quanto tempo pensate che potremo metterci ad esaurire la lista, aspettando ogni volta almeno una settimana o più, come dicono, per dare tempo ai vari tipi di meccanismi allergici di scatenarsi? Ce la farà la creatura a poter mangiare la torta nuziale senza timore di saltare la prima notte? Di solito un rischio merita una attenzione proporzionale alla sua probabilità. Quando usciamo con il cielo sereno non ci portiamo l'ombrello. Lo faremmo di certo se vivessimo in Gran Bretagna. E se ci fosse un uragano ce ne resteremmo a casa.

La sicurezza contro ogni possibile rischio allergico da svezzamento l'avremo solo evitando di farlo. Accontentiamoci allora di fare il possibile per diminuirne la probabilità. Tutto parte dalle nostre funzioni intestinali. L'intestino ha il compito, estremamente complesso, di assorbire le sostanze nutritive liberate dalla digestione degli alimenti ingeriti e, contemporaneamente, di non far passare tutto quello che potrebbe dare problemi, dalle infezioni alle allergie. Per espletare correttamente questo compito quasi conflittuale, ha bisogno di una maturità e integrità strutturali adeguate. Questo obiettivo viene raggiunto con l'aiuto del tempo e di una alimentazione naturale. Dobbiamo allora svezzare al momento giusto e promuovere l'allattamento materno. E sì perché il latte umano, come ovviamente il latte di tutti i mammiferi per i loro specifici cuccioli, ha un ruolo ben conosciuto nel normale sviluppo delle funzioni intestinali e, conseguentemente, anche nell'effetto filtro che abbiamo descritto. Facciamolo!

In pratica

Dopo questa bella chiacchierata, ci sarà sempre qualcuno

che chiederà ancora, o si chiederà senza avere il coraggio di fare la domanda ad alta voce, se si possa dare veramente tutto, anche la tal cosa e la tal altra, elencando ricette gastronomiche assolutamente salutari, sempre se cucinate a regola di manuale, ma vissute nell'immaginario popolare come poco digeribili, magari per la presenza o l'abbondanza di particolari ingredienti, come le spezie, i grassi di condimento, i funghi, i tartufi e chissà quant'altro. Di regola si tratta di piatti particolarmente gustosi di cui succede, sia che si possa sbagliare la preparazione, sia che se ne mangi in eccesso, ed è per questo che molte persone ne hanno un ricordo negativo: buono sì, ma pesante, gonfia, fa acido. Ed è questo il motivo per cui non avete bisogno di me per avere consigli. Sul primo aspetto, troppi ne trovate di cuochi in cattedra; sul secondo, sarà il vostro mal di stomaco a indirizzarvi sulle idonee porzioni. Senza andare a cercare trattati di scienza della alimentazione, imparate a cucinare bene, e se una certa ricetta non fa male a voi non potrà far male neanche al vostro bambino. Resta da precisare come riuscire, al meglio, a rendere i bocconi come già "masticati" per uno che ancora non ha raggiunto in questa specifica competenza il massimo del rendimento, essendo sì le gengive dei lattanti abbastanza aguzze e volenterose, ma poco efficienti al confronto dei molari a venire.

La masticazione è un procedimento indispensabile per far sì che le secrezioni digestive del nostro apparato gastrointestinale riescano a trasformare gli alimenti ingeriti in particelle microscopiche che poi la parete intestinale sia in grado di assorbire. Più i pezzi sono grandi più tempo ci vorrà per fare un buon lavoro. Se il tempo impiegato fosse troppo lungo, poiché il contenuto dell'intestino è sempre in movimento verso l'uscita, i pezzi eccessivamente voluminosi potrebbero arrivare a fine corsa, ed eliminati, ancora in parte integri. Questo rappresenterebbe uno spreco di risorse che solo in presenza di una grande disponibilità di cibo ci potremmo permettere e che, quindi, di norma, nella storia dell'umanità, ci si è sempre ben guardati dal fare. Inoltre, poiché nel suo tratto terminale, dal colon in giù, il tubo digerente è intensamente abitato da pacifici microbi, la cosiddetta "flora batterica intestinale", se il materiale che ci arriva è poco digerito e ancora ricco di sostanze nutritive, queste costituiranno cibo prelibato per i nostri piccoli amici, che lo faranno fermentare procurandoci qualche inurbano gonfiore di troppo e qualche frettolosa corsa supplementare in luogo appartato.

Gli alimenti, tuttavia, non si comportano tutti allo stesso modo quando vengono sottoposti alla digestione. Il loro grado di digeribilità dipende dalla loro struttura più o meno complessa. Per esempio, l'uovo crudo è un alimento senza alcuna struttura, fluido, e i suoi costituenti, grassi e proteine, vengono facilmente raggiunti dai succhi digestivi. La carne invece è fatta di fibre muscolari che la rendono più complicata da attaccare e dovrà essere, quindi, tritata, frullata, sfilacciata o passata a seconda della consistenza. Il petto del pollo ci darà meno problemi della bistecca di maiale, e ancora meno problemi avremo con la carne di pesce, per la quale spesso basta una forchetta per schiacciarla a puntino. In genere, tuttavia, restando alla carne, possiamo anche non essere eccessivamente pignoli perché noi esseri umani, essendo carnivori, se pure non obbligati, siamo comunque in grado di digerire la sua struttura fibrosa e assimilarla convenientemente. Meglio è, comunque, ottenere frammenti piccoli ma, se anche sfuggisse un pezzettone, è difficile che riesca a vedere la luce.

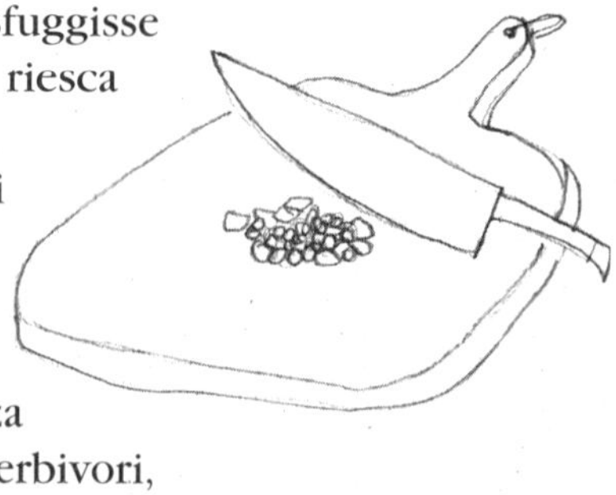

Diverso è il discorso per i vegetali, cioè verdura, legumi, frutta, semi, eccetera. Anche loro hanno una struttura fibrosa, con la differenza che, non essendo noi animali erbivori, cioè non sopravvivremmo di sola erba, non siamo in grado di digerirla, se non in minima parte e con l'aiuto dei nostri coinquilini microbi. Se perciò vogliamo sfruttare al massimo quanto di buono i vegetali contengono, dobbiamo rompere le loro fibre e farne uscire il contenuto. La parte fibrosa, per nostra costituzionale e fisiologica incapacità, resta tale e quale indigerita e, facendo massa con l'acqua circostante, acquista un ruolo fondamentale nello stimolare la progressione del contenuto intestinale e, quindi, nella prevenzione della stitichezza e di tutto ciò che essa stessa provoca. Risulta allora assolutamente normale trovare nelle feci dei bambini pezzetti sani di carota o zucchina. Tanto più se il bambino svuota l'intestino ancora nel pannolino, dove le feci sono tutte belle esposte come al sole la mercanzia degli ambulanti, e qualunque frammento apprezzabile salta subito agli occhi, specie se colorato come la carota e la zucchina. Sarà questo il motivo per cui si racconta che tanti bambini non digeriscono le verdure? Lo stesso vale per le bucce dei legumi o dei cereali integrali. Se ne assimila l'amido, che è facilmente aggredibile, e si scarta, per modo di dire, la preziosissima buccia. Se ingerissimo semi di cereali o legumi interi, li evacueremmo tali e quali, e potremmo contribuire utilmente per le campagne, come gli inconsapevoli uccellini, alla disseminazione delle colture.

Nel caso di pane e pasta è tutto ancora più semplice perché, pur essendo alimenti di origine vegetale, la loro struttura originaria, il chicco di frumento, è stata completamente distrutta, ridotta in polvere, praticamente farina. La loro apparente solidità, frutto dell'impasto con l'acqua e della successiva cottura, nel pane, o essiccazione, nella pasta, si dissolve passivamente con il semplice ammollo di nuovo in acqua. Ne consegue che, per quanto grandi possano essere i bocconi, se il bambino riesce agevolmente ad ingoiarli, saranno completamente digeriti.

Capite ora quanto sia inutile investire denaro nell'acquisto di apparecchi sofisticati per l'omogeneizzazione degli alimenti, quando bastano tecniche domestiche tipo, come mi hanno insegnato le mamme, un banalissimo trita prezzemolo, per ottenere, praticamente, cioè in termini di assimilazione delle sostanze nutritive, gli stessi risultati. Le case produttrici di omogeneizzati e liofilizzati, per difendersi dal crescente abbandono dei loro costosissimi prodotti, cercano di marcare le differenze, esaltando la scelta delle materie prime e, ci mancherebbe pure, l'assenza di quello che non ci può essere, conservanti e coloranti, e anche di aria frammista all'alimento, quale invece si ritrova nei frullati domestici, che altrimenti, dicono loro, comprometterebbe la digestione o provocherebbe coliche. Sì, è vero, con il frullato c'è aria che si mescola con il cibo, ma quanta mai potrà essere, a confronto di quella che naturalmente entra continuamente nello stomaco, a restare intrappolata in pochi grammi di carne o frutta frullata? Non certo tanta da provocare dilatazioni gastriche che i bambini, comunque, risolvono serenamente con un grazioso ruttino o con un impertinente ruttone. E tanto meno coliche gassose, che sono tutt'altra cosa, e in cui, nonostante il nome, pare proprio che l'aria o altro gas non c'entrino per nulla. Vi resta qualche dubbio? Non frullate, tritate semplicemente, come abbiamo detto, e i risultati saranno ugualmente soddisfacenti. Ma infine, che debbono fare in fin dei conti, anche loro, gli industriali, se non difendere il proprio fatturato? Noi vorremmo soltanto che fossero meno falsi e tendenziosi e che la scelta di utilizzare prodotti industriali fosse veramente consapevole e non il frutto di una circuizione sistematica che inizia fin dalla nascita del bambino. Almeno voi, ormai, ne siete fuori; ora avete ben chiaro che, in termini di capacità digestiva, tra un bambino di sei mesi e uno di tre, originale destinatario di omogeneizzati e liofilizzati, c'è un abisso di differenza. Si tratta di un altro bambino, che merita un'altra alimentazione. Chissà se, nel frattempo, anche Candida è arrivata alle stesse conclusioni?

Il caso e la necessità

Tranquillo - Ciao amore. Ciao piccolo, buona la poppa eh? Come va? Novità?

Candida - In abbondanza, ed è andata che da domani ci pensi tu, caro il mio Tranquillino.

T - Ci penso io che cosa?

C - A dar da mangiare a tuo figlio.

T - Ahi ahi! Quando diventa figlio mio la situazione è grave.

C - Guarda che è... sempre... figlio tuo!

T - Lo spero bene, ma quando diventa... solo... figlio mio, io tremo.

C - E fai bene a tremare.

T - Ma scherzi o fai sul serio?

C - L'uno e l'altro, disgraziatamente.

T - Ma insomma, mi spieghi che caspita è successo? A parte che credo non ti sfugga il fatto che per accontentarti dovrei smettere di lavorare, ma non avevamo risolto? È vero che io a pranzo non ci sto mai e non l'ho mai visto direttamente, ma mi sono fidato di quello che mi raccontavi tu. O non è vero niente?

C - Ma no, è vero che dopo che abbiamo fatto di testa nostra, insomma dopo che ci siamo informati meglio, senza barattoli e bustine, è andata meglio. Gli ho dato tutto, digerisce anche i sassi, sembra anche più contento.

T - E si risparmia.

C - Ma quello è il meno.

T - Come è il meno? I soldi mica ce li regalano. Se non c'è ragione di comprare schifezze sarà bene saperlo. E se non

ce lo dicevano al consultorio stavamo ancora qui a ingrassare i Signori della Pappa.
C - Sì, ma non è che abbiamo cambiato sistema per quello. Lo abbiamo fatto perché, secondo logica, ci era sembrato che tutti quegli schemi, scalette e ricettine non avessero senso, e perché abbiamo trovato gente competente che ce lo ha saputo spiegare. Se c'era da spendere, spendevamo.
T - Ma certo! Tutto per la creatura! Senti, Candida, non ci mettiamo a discutere per questo. Dimmi, piuttosto, che cosa non va.
C - Non va che pensavo che andasse meglio. Col menu casereccio siamo ripartiti alla grande, e poi c'è stata una frenata lenta ma progressiva.
T - Non mi avevi detto niente.
C - Non ti avevo detto niente perché speravo che passasse. Adesso comincia a lasciare anche parecchio sul piatto, rispetto ai primi giorni. Dico: va bene quel che ci pare ma almeno che mangi a sufficienza.
T - Ma non mi sembra deperito. Poi me lo hai insegnato tu che si regolava da solo.
C - Sì, ma con il mio latte, mica con le pappe. Ma poi che vuoi vedere in una settimana? Se continua così vedrai tu!
T - Ma tu continui ad attaccarlo al seno anche dopo?
C - Certo che lo attacco! Devi vedere che combina se non glielo do.
T - Non avrà ragione il pediatra? Almeno in questo.
C - Non so più che pensare. Che pasticcio! E poi mangia, come se mi facesse un favore, senza entusiasmo.
T - Ah! Vorresti che fosse tutto eccitato, congestionato, con gli occhi di fuori e la bava alla bocca. Ma non è un po' prestino per certe voglie? E poi, tu sei pur sempre sua madre.
C - Cretino! Ma che te le racconto a fare le cose. Tutto qui il canto del merlo maschio?
T - Ma su, è una battuta. Va beh, non è delle migliori. Scusa. Dai, continua! ... Allora?

C - Allora comincia a mettere a tavola, che è tutto pronto. Ne parliamo dopo. Io finisco di allattare e mangiamo. Porta a tavola anche il seggiolone che tanto, questo qui, dopo mangiato, non dorme più. Arzillo al massimo. Addio ai bei tempi che appena poppato crollava. Anche oggi, a pranzo, non si teneva. Mi ha fatto andare di traverso tutto. Alla fine ho dovuto tirarlo su e mettermelo sulle ginocchia. Capirai che pace! Su, vieni ganascina di mamma, qui seduto, che ora tocca a me.

T - Tutto pronto e servito. Buon appetito!

C - Buon appetito!

T - Mmmh! Buona! Ci sono le melanzane, vero?

C - Sì, e il peperoncino. Come la faceva mia nonna.

T - Qui ci vuole un po' di vino.

C - Rieccolo! Ecco, come oggi. Fagli fare qualcosa così sta buono.

T - Che cosa? Stiamo mangiando! Ne avremo il diritto!

C - Anch'io ne avevo il diritto oggi, ma nessuno me lo ha garantito. Non dico che devi smettere di mangiare. Dagli qualcosa da tenere in mano. Prendi uno dei suoi giochi

T - Uffa! Tieni, piccolo scassaballetti! Prendi! Ma neanche per idea. Non gliene può fregare di meno. Calma, calma. Non ti agitare.

C Eppure è uno dei suoi giochi preferiti. Ma tu guarda come allunga le mani.

T - Senti, Candida, a questo non gli interessano i giochi. Non avrà ancora fame?

C - Ma se ha ciucciato per mezz'ora!

T - Eppure dà come l'impressione di guardare quello che mangiamo.

C - Ma quello lo fa sempre, anche con me, quando me lo prendo vicino. Anche oggi voleva mettere le mani sugli spaghetti. Ci vuole giocare... tu dici che vuole mangiare la nostra roba?

T - Non può essere?

C - Ma se non l'ha mai assaggiata. Che ne sa cos'è?
T - E tu dagliela. Guardalo un po'! Non si tiene. Lo volevi entusiasta, sei servita.
C - Ma non può essere! E poi è piccante, figurati se lo mette in bocca.
T - Dagli un pezzetto di melanzana senza condimento, così pizzica di meno.
C - La melanzana? Sarebbe il primo bambino al mondo! Senti, io gliela do, ma la responsabilità è la tua.
T - E se ho ragione, che vinco?
C - La mia gratitudine a vita.
T - A me basta per stasera. Ciccia buona?
C - Ciccia buona. Vado?
T - Vai!

Svezzamento a richiesta

Come una favola

E ciccia buona fu. Il bambino si avventò avidamente sul cucchiaino, tentando di afferrarlo, inutilmente, anche con le mani. La mamma guidò abilmente l'insignificante, microscopico bocconcino attraverso i labbruzzi docilmente spalancati, per vederli subito dopo avvinghiarsi sul manico, mentre veniva estratto dalla bocca, come a ripulirlo di ogni appetibile briciola. Il viso del bambino si contorse immediatamente in una serie di intraducibili smorfie di apparente disgusto, mentre la mandibola portava avanti il suo ridondante compito demolitore, fino a un improvviso rilassamento, subito dopo interrotto da una reiterazione dello stato di parossistica agitazione che aveva convinto i genitori ad agire, per ottenere un altro assaggio.

Sembra proprio una favola, se non fosse che è un fatto realmente accaduto tante, tantissime volte, quanti sono i bambini che riescono a convincere i propri genitori a fidarsi di loro. Credo che non ci sia genitore che non possa raccontare una storia simile a proposito dei suoi figli. Il guaio è che quando avviene, questo evento viene interpretato alla luce di una visione del bambino assolutamente distorta, quella di un soggetto assolutamente inaffidabile, mosso da impulsi irrazionali la cui soddisfazione porterebbe solo conseguenze negative. Questo fa sì che quanto potrebbe essere l'inizio di un entusiasmante percorso, si riduca ad essere un evento occasionale, aneddotico e irriferibile.

Il bambino di Candida e Tranquillo ha soltanto fatto capire, con una mimica irresistibile, di voler sperimentare anche lui le stesse azioni compiute dai suoi genitori. È molto probabile che, anche se quello che vedeva aveva qualche somiglianza con quello che si trovava davanti tutti i giorni a pranzo, lui non avesse idea che le cose che stavano nei piatti dei genitori fossero cibo. Sicuramente non ne ha alcuna idea un bambino cui non sia mai stato offerto un pasto su un piatto. Eppure, anche in questo caso, si assiste allo stesso comportamento. Osservazione attenta, crescente di giorno in giorno, una tensione diretta verso i genitori, il loro piatto, i loro gesti, una irrequietezza motoria e vocale, fino a protendersi con il tronco e le mani verso l'oggetto del desiderio. Nessun genitore è in grado di resistere a un tale richiamo. Prima o poi si arrende e concede l'assaggio. Se messi alle strette, tutti confessano, salvo poi assicurare che lo si è fatto raramente o una sola volta, tanto per vedere che succedeva, perché "non siamo mica incoscienti, seguiamo le indicazioni del pediatra, e poi proprio poco, un'inezia, non poteva fargli male, perché, quando ti fa in quel modo, come si fa a resistere?".

Chi decide?

Di nuovo ci viene da pensare a un qualcuno che abbia ordinato le cose in modo tale che, a una certa età, il bambino sviluppi un determinato modo di comportarsi che obblighi i genitori a cedere alle sue richieste di cibo. Perché, in assenza di vincoli di una qualche natura, è proprio questo che è sempre successo. Basta andare a vedere quale fosse l'epoca di svezzamento nelle popolazioni non industriali, lontane quindi dal nostro modo medicalizzato di vedere l'allevamento del bambino. Si scopre che, mediamente, i bambini venivano svezzati proprio tra i cinque e i sei mesi. In assenza di una qualunque cultura scientifica, questo vuol dire che, in modo naturale, l'esperienza familiare di tutti i giorni, simile in diverse etnie, portava a una discreta uniformità di decisione. Questa similarità è facilmente spiegata dal fatto che tutti i bambini, di qualunque parte del mondo, a meno di pratiche educative estreme, tipo tenerli segregati e immobili da qualche parte, presentano un ritmo di sviluppo psicologico e motorio sovrapponibile. Le differenze da bambino a bambino, come abbiamo già accennato, ci saranno sempre, ma mai grossolane.

Ecco quindi che tutti i lattanti, proprio intorno ai sei mesi, oltre a maturare le varie competenze motorie necessarie alla deglutizione dei cibi solidi, e quelle digestive, cominciano a presentare una insaziabile curiosità e un comportamento imitativo sempre più vivace. Come piccole scimmie mettono le mani dappertutto, afferrano qualunque oggetto, lo guardano, lo manipolano, lo esplorano con la bocca. Diminuendo progressivamente il bisogno di sonno, e trovandosi ad assumere sempre più spesso la posizione seduta, hanno sempre più frequenti occasioni per osservare le azioni dei genitori e, appena possono, tentano di imitarli. Il loro destino è quello di diventare adulti indipendenti, e il modello da copiare per raggiungere lo scopo non può essere altro che quello dei suoi genitori. Anche quando noi non ci facciamo caso, essi operano una registrazione costante di tutto quello che avviene intorno a loro e il loro cervello lavora instancabilmente per fare una ricostruzione, il più possibile efficace, di tante informazioni. Deve essere così che, senza che si faccia nulla di attivo per favorirlo, imparano la mimica, il portamento, il modo di parlare, insomma tutto quanto è tipico dei loro genitori. Si tratta di una molla potente che, fra tutte le altre cose, li porta inevitabilmente a seguire le loro orme anche nella ricerca e assunzione del cibo.

Passo passo

Ai primi assaggi ne seguono altri e la voglia di sperimentare del bambino appare inesauribile. Lui mostrerà interesse per tutte le portate e, proprio per consentirgli di fare la più ampia esperienza possibile, non gli sarà negato nulla. Più liberamente sperimenterà, minore sarà la probabilità di avere problemi dopo. Quello che ritenete improponibile perché giudicato un rischio anche per voi, come già detto, negatelo pure, ma cercando di mascherare la vostra decisione attirando la sua attenzione su qualcos'altro da provare. Il rifiuto per lui potrebbe essere una cocente delusione. Non dovete privilegiare alcun alimento in particolare, perché tutti, al fine di una buona alimentazione, hanno uguale importanza. La tentazione sarà più forte quando scoprirete che un particolare manicaretto lo entusiasma più degli altri. Molto bene; vuol dire che sta sviluppando i suoi gusti, ma non è una buona ragione per scombinare la dieta. Se questa preferenza rischia di alterare stabilmente il giusto equilibrio della sua dieta, riducetene la disponibilità in tavola, così che si veda costretto a chiedere altri alimenti. Per non cadere in contraddizione, oltre alle occasioni dei pasti della famiglia, gli assaggi potranno avvenire in qualunque posto ci si trovi, per strada gustando un gelato, al ristorante, alla gita in montagna dove, se non riuscite ad arrangiargli il panino con la mortadella, per quel pasto tornerà al suo latte. In realtà, con un po' di buon senso, si riesce a trasformare, in maniera idonea per un bambino, qualunque alimento in qualunque posto; ma non violentatevi, fate solo quello che vi lascia tranquilli, e sarà già molto.

Mentre tutto questo avviene, il bambino continua a prendere tranquillamente il suo latte, naturale o altro che sia. D'altra parte gli assaggi sono cominciati senza una programmazione, potendo capitare anche in stretta vicinanza della poppata, sia prima che dopo. Nei primi tempi non cambierà praticamente nulla ma poi, lentamente e inesorabilmente, man mano che gli assaggi aumentano di consistenza, anche per il progressivo perfezionamento delle sue abilità, diminuisce la quantità di latte succhiato. I cibi solidi, da allegra sperimentazione di una novità, sono arrivati a rappresentare un significativo apporto di sostanze nutritive, svolgendo così il compito istituzionale loro assegnato, e cioè quello di integrare quanto nel latte non è più sufficiente per un bambino così cresciuto. Per questo si parla più correttamente di "alimentazione complementare" e non di svezzamento, che invece, nella sua accezione originale, indica l'interruzione definitiva dell'allattamento al seno, vissuto ormai tradizionalmente, verso i due tre anni di vita, solo come un "vizio".

Più o meno velocemente, due tre settimane come due tre mesi, gli assaggi aumentano fino a poter rappresentare un pasto completo che può sostituire il latte. Ma è vero anche che, a questo punto, è probabile che la poppata sia già diventata spontaneamente solo una specie di dessert o un aperitivo per guadagnar tempo in attesa del pasto della famiglia. Proprio per questo non rappresenta un freno ai cambiamenti in atto, anzi. Soprattutto in caso di allattamento al seno, per la sua maggiore praticità e connotazione affettiva, godetevi anche questi sprazzi di intimità. Se l'incremento della quantità di cibi solidi vi sembra modesto, non mettetegli fretta. Rischiereste di ricadere nei vecchi schemi e rovinereste tutto. Siate pazienti e fiduciosi. Non mollerà la sua conquista. Tutti, prima o poi, abbiamo fatto quella fine.

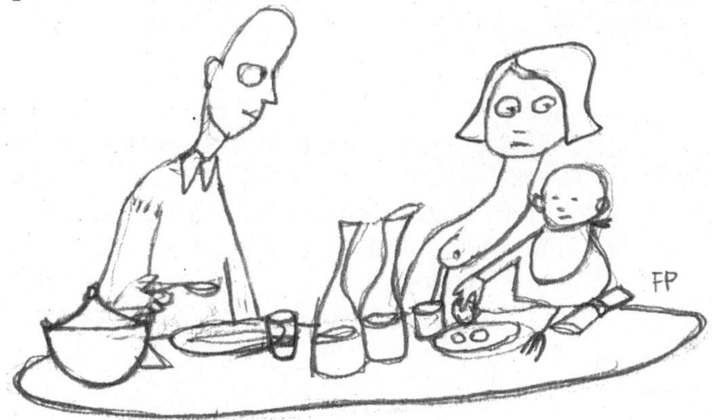

Ecco qua! Senza aver deciso nulla, senza esservi preoccupati di nulla, con minima spesa, divertendovi ed entusiasmandovi insieme al bambino, ve lo ritrovate a tavola, a pranzo e cena, a mangiare con e come voi, volentieri e senza sprechi. Cosa volete di più?

Tappa obbligata

A questo punto possiamo interpretare lo svezzamento non più come un cambiamento che deve essere programmato con precisione, deciso in base a criteri nutrizionali o statistici, ma come una fase di sviluppo obbligata, perché necessaria all'evoluzione del bambino verso la condizione di adulto autonomo, legata alla concomitante comparsa, ad un certo punto dello sviluppo, di tutte quelle competenze specifiche che abbiamo descritto e che porteranno il lattante, del tutto autonomamente e inconsapevolmente, a mettere in atto quei comportamenti che sfoceranno nell'inizio dello svezzamento. Obbligato come il mettersi in piedi e camminare, il parlare, il riprodursi.

Quindi i bambini si svezzano semplicemente perché non possono farne a meno. Glielo impone la legge della natura. La legge della sopravvivenza.

Infatti il nutrimento che li sostenta fin dalla nascita, il latte materno, non potrà essere disponibile per molto altro tempo. La mamma, in condizioni naturali, cioè in assenza di sistemi contraccettivi, mediamente entro uno due anni sarà di nuovo incinta, e non potrà più dare latte con la stessa abbondanza. Poi, alla nascita del nuovo bambino, se va bene, gli resteranno solo gli avanzi, ovviamente insufficienti a nutrirlo compiutamente. Molto più logico e utile alla specie fare in modo che, per tempo, il cucciolo d'uomo impari a nutrirsi in altro modo. Senza fretta, progressivamente, ma entro i termini di tempo stabiliti. Lui, serenamente, obbedisce all'istinto che lo porta a compiere azioni che, nel suo ambiente familiare, innescheranno una risposta adeguata, anche quella, probabilmente, istintiva. I suoi genitori non potranno fare a meno di dargli quello che chiede, perché anche in loro scatta qualcosa di potente che li convince a farlo. Come quando da piccolino piangeva e, anche volendo, non si poteva assolutamente resistere al bisogno di consolarlo. E, se non si poteva proprio fare, si soffriva tutti.

La storia

I nostri antenati, finché sono stati privi di conoscenze, diciamo così, scientifiche, hanno sempre risposto istintivamente ai segnali incontrovertibili che venivano dai bambini e, nei limiti della disponibilità materiale e delle tradizioni popolari, hanno offerto ai loro figli quello che avevano in tavola. Anche nel loro caso il buon senso era la miglior guida. Per esempio, quel che si non si poteva schiacciare o frantumare facilmente, veniva masticato dalla mamma e poi passato al bambino. Pratica che oggi ci fa arricciare il naso ma che, nelle condizioni igieniche dell'epoca, era molto più corretta di quanto non possiamo pensare oggi. Poi, con il progredire della scienza e la scoperta, tra le tantissime altre cose, dei reconditi segreti degli alimenti, dei mirabili meccanismi della digestione e della crescente fiducia della gente nella medicina, si è pensato, come era giusto, che fosse ora che anche i bambini potessero godere dei frutti di tante nuove conoscenze, considerato anche che non è che se la passassero troppo bene tra denutrizione e malattie infettive. Ma, invece di mirare e colpire le cause di fondo delle malattie infantili, cioè la povertà e le malsane abitazioni, sostenendo, con l'autorità della scienza, la realizzazione di interventi di natura socioeconomica, ci siamo prevalentemente preoccupati di sperimentare un modo tutto diverso, al passo con i tempi nuovi, di svezzare i bambini.

Badate bene, la sperimentazione, cioè la ricerca, è il succo del progresso scientifico. Se uno ti dice: "Sperimentiamo!", non è che gli puoi rispondere semplicemente di no. Però gli puoi e gli devi chiedere perché. Se non c'è una buona ragione, un probabile miglioramento da ottenere, si perderebbero tempo e denaro, e i soggetti della sperimentazione rischierebbero la loro salute per nulla. Nel nostro caso si pensava che l'alimentazione del lattante intorno ai tre mesi, sia che fosse allattato al seno, sia che fosse allattato con la formula sostitutiva, dovesse essere integrata con altri alimenti, evidentemente nella ipotesi che latte materno e formula non apportassero quanto serviva a una crescita normale. In realtà, nessuno aveva mai dimostrato che i bambini che continuavano ad essere nutriti esclusivamente al seno fin dopo i tre mesi, non crescessero più bene. E, addirittura, quelli che prendevano la formula crescevano anche troppo, secondo i criteri di oggi, e, comunque, bene, secondo i criteri di ieri. In assenza di validi motivi per mettere in moto cambiamenti di tale portata, viene da pensare che noi pediatri dovessimo essere tutti impazziti. Come ricordavo, probabilmente eravamo distratti o presi da altri intenti che ritenevamo più importanti e che catturavano tutta la nostra attenzione. Almeno nel mio caso. E non riesco ad immaginare un complicato progetto, ben articolato, messo in atto subdolamente da qualcuno alle spalle di tutti, famiglie e operatori sanitari.

È possibile che tutto sia accaduto per caso, lentamente, in modo strisciante, senza clamore, tanto da sfuggire ai più, prendere forza, diffondersi e diventare inarrestabile. Accogliendo, come necessariamente corretto, quel che vedevamo fare dai colleghi più anziani e quello che trovavamo scritto nei libri, abbiamo continuato a svilire il ruolo primario, consolidato da secoli, del latte materno. Forse era proprio questa posizione di forza che turbava la febbrile volontà modernizzatrice dell'epoca. Tutto crollava o cambiava e il ruolo del latte materno no. Il fatto che, nella storia dell'umanità, solo i bambini allattati al seno sopravvivevano, mentre per gli altri la morte era la regola, veniva visto non come la dimostrazione di un valore vitale del latte umano pari all'aria che respiriamo, ma solo come una primitiva arretratezza di quanto veniva dato in sostituzione. Nasceva allora la leggenda che, avendo a disposizione di meglio, se ne potesse fare anche a meno. La donna e i bambini moderni potevano lasciarsi alle spalle tutto il vecchiume e avvantaggiarsi delle più recenti acquisizioni scientifiche. Allattare al seno era roba antica, scomoda e liberticida, un ostacolo all'emancipazione femminile. Una delle leggende più diffuse, che confortava noi tecnici nel compiere il misfatto, era la supposta carenza nel latte umano rispetto al latte di vacca, del ferro, minerale indispensabile per il sangue e molto altro. Era un po' come dire che i bambini, quanto a ferro, non si meritavano di essere da meno dei vitelli e, per porvi rimedio, bisognava sostituire il latte di mamma con le formule, e cioè con un alimento a base di latte di vacca. Evidentemente il Creatore, mentre elaborava la composizione del latte dei mammiferi, doveva aver fatto confusione. Sarà stato a fine giornata, stanco, o sfastidiato dalle rivendicazioni sindacali di Lucifero, fatto è che aveva creato il latte migliore per i vitelli invece che per i bambini. Sempre sottovalutato, l'Onnipotente; è il suo destino. Sfuggiva l'evidenza che, logicamente e grazie a Lui, il latte di ciascun mammifero doveva essere il migliore per il suo specifico cucciolo e non per gli altri. Le vacche scoppierebbero a ridere se togliessimo ai vitelli il loro latte e gli dessimo quello di donna. Noi, allora, non ridevamo. Eravamo terribilmente seri e, terribilmente, facevamo il nostro esperimento. Per di più lo facevamo con delle formule sostitutive che, dire fatte a casaccio è dire poco. Non si poteva, allora, come invece saggiamente si fa oggi, prendere a modello il latte umano. Avrebbe significato smentirsi e far crollare il castello di omissioni e sventatezze che si era andato costruendo. Da qui a pensare che, tutto sommato, dare alimenti diversi dal latte in generale, poteva non essere una cattiva idea, il passo è stato breve. Se si doveva essere moderni, tanto valeva spingere a fondo l'acceleratore verso il futuro. Abbiamo così cominciato con le micro-pastine, le creme, gli omogeneizzati, per passare poi entusiasticamente ai liofilizzati; e non perché fossero, come erano effettivamente, più digeribili, ma solo perché così potevamo anticipare ancora di qualche settimana la loro introduzione.

Il resto lo sapete. Fortunatamente, diversamente da Sodoma e Gomorra, qualche pediatra saggio era rimasto e ci ha salvato dalla distruzione. C'è voluto del tempo, e ce ne vorrà ancora, ma il traguardo si avvicina sempre di più. Si potrà pensare che io esageri, ma la portata dell'impegno, anche finanziario, delle grandi organizzazioni internazionali (OMS e UNICEF) per rimettere le cose a posto è stata così ampia e le azioni messe in atto così pressanti che, evidentemente, avevamo bruciato l'arrosto e anche intossicato di fumo tutta la famiglia.

La riscoperta

È stata proprio questa lenta risalita della china dei mesi, che ci portava a un'epoca di svezzamento molto più avanzata rispetto alla precedente, a permettere a noi e alle mamme come Candida, di cominciare a notare quei comportamenti inusuali che abbiamo descritto e di cui, o non riuscivamo a dare alcuna spiegazione, o ne davamo di fuorvianti. Prima che fosse svezzato, le mamme facevano considerazioni tipo: "Vedesse come si eccita durante i nostri pasti!", "Non si sarà stancato del latte?", "Forse è ora di dargli qualcosa da mangiare." E dopo svezzato: "Non vuole più le sue cose e preferisce le nostre". In pratica, si concludeva che il bambino, in relazione con il cibo più come un ghiottone gaudente che altro, una volta stufo di un alimento sempre dello stesso sapore, noncurante dei suoi bisogni vitali, pensa bene di buttarsi sui manicaretti dei genitori, necessariamente più appetitosi della sua sbobba. Un bambino, insomma, che pensasse solo al soddisfacimento di bisogni superflui, capriccioso, petulante, incapace e incosciente. Tutto apparentemente logico, se lo guardiamo con la vecchia mentalità direttiva, che imponeva al bambino, per definizione fragile, incompetente e fastidioso, il rispetto di schemi rigidi di comportamento, dal sonno all'alimentazione, frutto di pura invenzione, e distruttivi non solo del benessere dei bambini ma anche di quello delle mamme.

Oggi, come abbiamo cercato di raccontare, il bambino lattante, nei suoi bisogni e motivazioni, lo conosciamo molto meglio, e sappiamo dimostrare e spiegare quello che una volta, ai tempi che Berta filava, ci si accontentava di cogliere e accettare. Il bambino non è affatto un furbone matricolato che se ne sta lì, in agguato, pronto a creare difficoltà a coloro da cui, badate bene, dipende per la sua sopravvivenza. Come si è detto, lui si plasma docilmente e inconsapevolmente sui suoi genitori, modello elettivo incrollabile, seguendoli passo passo. Il suo interesse per il cibo dei genitori è, in realtà, solo interesse per quello che fanno i genitori. La prima volta, lui non sa che si tratta di cibo, cioè di qualcosa che, una volta in bocca, gli produrrà sensazioni simili a quelle prodotte dal latte. Si tratta solo di una esperienza con degli oggetti come tante altre. Il fatto di vederla fare a tutti e due i genitori contemporaneamente, e con quotidiana regolarità, non fa altro che accentuare il suo desiderio di imitazione. A questo proposito potremmo anche immaginare che il bambino si chieda, forse preoccupato, quando mai i suoi genitori mangino, visto e considerato che non li ha mai notati succhiare da una tetta o da un biberon. O quasi.

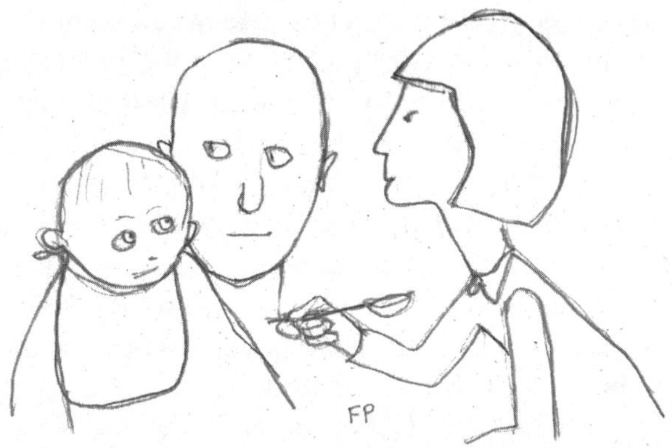

Il potere della memoria

Il riconoscimento, di solito, è rapido. In questo i lattanti sono sorprendentemente aiutati dalle precedenti esperienze gustative avute sia in utero che durante l'allattamento al seno, in quanto permetteranno loro di ritrovare qualcosa di familiare in quello che gli arriva in bocca. Che il latte materno abbia odore e sapore è risaputo, tanto che alle nutrici si raccomandava di non mangiare cibi molto aromatici, o amari, per non rischiare un rifiuto del seno da parte del bambino. Ma, fortunatamente, da una premessa vera l'esperienza popolare ha tratto conclusioni errate. Sappiamo, oggi, che, non solo attraverso il latte materno, ma anche con il sangue placentare arrivano al bambino, oltre a tutti gli elementi nutritivi di cui ha bisogno, anche molte sostanze non nutritive, tra le quali gli aromi dei cibi, di cui si disfa con le urine. Sì, è proprio così. I bambini fanno la pipì in utero, nel liquido amniotico in cui si cullano, senza alcun ritegno e, cosa ancora più disturbante, come se niente fosse, se la sorseggiano come una bibita gustosa. E gustosa sicuramente lo è, almeno di quanto ha mangiato la loro mamma quel giorno. Così, precoci seguaci di filosofie naturistiche, si costruiscono una completa esperienza gustativa sulla base della dieta materna. Considerato poi, che, come importante meccanismo di maturazione dei polmoni, sono presenti anche occasionali atti respiratori, ovviamente di liquido amniotico, è probabile che vengano messi nella cassaforte della memoria anche gli odori. Ma è improprio parlare di memoria e di ricordi, come se si trattasse di qualcosa di lontano a cui riandare dopo tanto tempo. Si tratta, infatti, di esperienze quotidiane che non avranno mai interruzione poiché, al massimo entro un'ora dalla nascita, il neonato, sempre che non venga proditoriamente strappato alle cure materne, cercherà autonomamente il seno, si attaccherà e ritroverà subito, nel colostro, le stesse identiche sensazioni. Solo i bambini delle rare mamme impossibilitate ad allattare

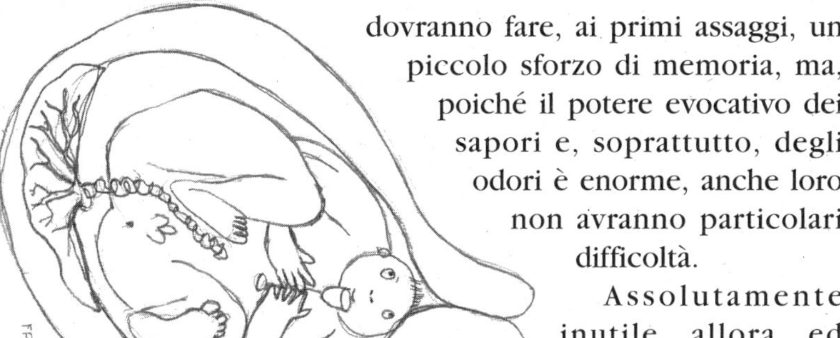

dovranno fare, ai primi assaggi, un piccolo sforzo di memoria, ma, poiché il potere evocativo dei sapori e, soprattutto, degli odori è enorme, anche loro non avranno particolari difficoltà.

Assolutamente inutile, allora, ed anche controproducente, sconsigliare alle mamme che allattano di rinunciare a qualsivoglia alimento faccia parte normalmente della loro dieta. Che mangino tutto quello che sono abituate a mangiare, con la sola, ovvia, limitazione per ciò che sanno essere non salutare. Non dovrebbe essere una novità, fin dal concepimento, l'importanza di una dieta adeguata, sia per la mamma che per il bambino. Non cambia assolutamente nulla durante l'allattamento, né durante lo svezzamento. Estremizzando il concetto, non sarebbe sbagliato affermare che più si amplia la varietà della dieta meglio sarà poi, ma sarebbe anche questa, tuttavia, una fatica inutile, perché la forte motivazione all'imitazione da parte del bambino lo indurrà ad accettare volentieri anche cibi totalmente sconosciuti.

Per quale altro motivo, infatti, i bambini accetterebbero di avventurarsi nell'ignoto, in un cambiamento così drastico del proprio modo di nutrirsi, come è rappresentato dallo svezzamento, almeno come lo concepivamo in passato? Facciamo uno sforzo e proviamo a metterci nei suoi panni.

Baby e il boia

L'accusato è stato portato in tribunale per l'ennesima volta e, pur avendo tentato, come al solito, di protestarsi innocente, il giudice unico lo ha trovato colpevole di imminente carenza nutrizionale e, conoscendolo bene come ribelle e recidivo, lo ha condannato allo svezzamento con brodo vegetale e omissis. La sentenza sarà eseguita, per graziosa clemenza della corte, non all'alba ma allo scoccare del mezzogiorno, assicurato con cinghie al seggiolone, senza benda e senza le mani legate, sempre che non opponga resistenza.

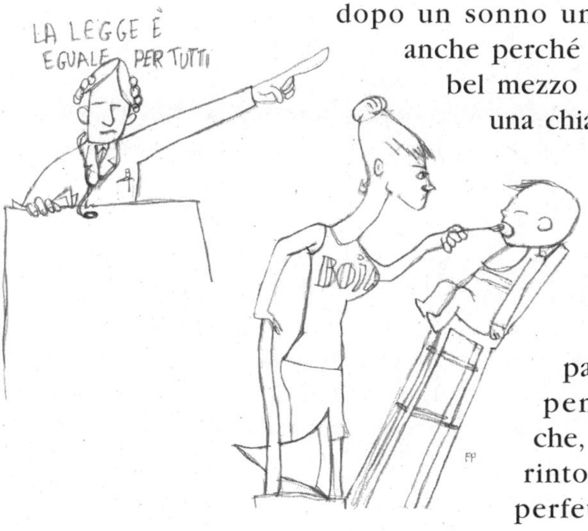

Il giorno dell'esecuzione della sentenza, il boia, una brava persona, molto attaccata al suo lavoro, dopo un sonno un po' agitato, anche perché interrotto nel bel mezzo della notte da una chiamata del condannato, si alza per tempo per ripassare i termini della sentenza e i particolari della pena in modo che, al dodicesimo rintocco, tutto sia perfetto e l'esecuzione non abbia intoppi. Il boia, tuttavia, per quanto abbia già una certa esperienza e abbia già eseguito diverse condanne, sempre sullo stesso malcapitato, non si sente tranquilla. Ormai lo conosce bene, e sa che la sua reazione potrebbe essere devastante. Ha chiesto anche consiglio ad altri suoi colleghi boia di più lunga carriera, e questi non la hanno affatto rassicurata. In alcuni casi l'agonia dei condannati è durata settimane e ha messo a dura prova la resistenza degli esecutori. Quello che la angoscia è che, dopo tutto, nonostante sia stato la sua maggiore pena per mesi, ormai gli si è affezionata e gli dispiacerebbe causargli inutili sofferenze. Tutto sommato, pur con tutti i suoi difetti, è diventato una buona compagnia. Pensa anche che, forse, se avesse avuto più fortuna nella vita, se la società non fosse stata così ingiusta con lui, se gli avessero dato le giuste opportunità, chissà, ora non starebbe in questa situazione, sarebbe fuori e lei non sarebbe il suo boia, si incontrerebbero e si conoscerebbero meglio, perché no. Pensa perfino che anche lei è parte di quella società un po' gretta, e se ne rammarica. Sa anche, però, che la legge è legge, e lei non può sottrarsi al suo dovere. D'altra parte non si può neanche dire che non sapesse a cosa andava incontro.

Quando stava ancora studiando da boia, i futuri colleghi già affermati, e anche amici bene informati, l'avevano ripetutamente messa sull'avviso riguardo il non piccolo prezzo da pagare per raggiungere quell'obiettivo di grande prestigio morale, tanto da cominciare a dubitare della saggezza della sua scelta. Ma poi, un po' perché era ormai troppo avanti con la preparazione, un po' perché si sentiva compromessa con tutti e non voleva fare brutta figura, un po' perché il suo amor proprio reclamava soddisfazione, aveva tirato orgogliosamente diritto senza ulteriori ripensamenti. Ora, però, tutti i suoi dubbi risalivano dal profondo recesso dove li aveva occultati e le si affacciavano uno dietro l'altro, impietosamente, sfaldando le sue già precarie certezze.

Baby, detto l'Ulisse, per la sottile astuzia e la capacità di ficcarti repentinamente un dito nell'occhio in qualsiasi situazione, proprio a causa di queste sue doti, è detenuto praticamente da sempre. Dorme relativamente tranquillo quella notte. Si sveglia però, senza una ragione, verso le tre del mattino e, non sapendo cosa fare, dà di voce al boia che, come al solito gentilmente, si presenta al di là delle sbarre. Non è certo la prima volta che fa quattro chiacchiere con il boia nel buio della notte. Gli capita spesso di svegliarsi in quel modo strano, con qualcosa dentro che non sa spiegarsi, e ha scoperto che scambiarsi un po' di confidenze con lei riesce a fargli riprendere sonno senza fallo. È stato così fin dall'inizio della sua detenzione. Subito, qualcosa dentro di lui gli ha detto che poteva fidarsi. Non sono state sempre rose e fiori, s'intende, e le punizioni fioccano. Lui ha sempre cercato di fare il possibile per accontentarla, ma non è facile capire quello che vuole volta per volta. Si è visto costretto ad andare per tentativi, e ora va bene, ora va male. Complessivamente, però, non si può lamentare, anzi, è piuttosto soddisfatto. Lui sa bene che la sua vita non può essere facile, sa che deve combattere, sempre, e ha imparato ad accontentarsi di poco. Non chiede neanche molto. Nella sua condizione sa che sarebbe perfettamente inutile. Il boia è troppo forte per lui. E poi non è neanche questo. Proprio non ne ha sentito il bisogno. Se ne sta la maggior parte del tempo dietro le sbarre a sonnecchiare, a pensare, a cogliere ogni minimo segno di vita circostante. Del boia soprattutto. Del resto, lui dipende da lei. Come tutti i detenuti, insomma. Però, "Diamine, quello che mi spetta lo pretendo", sbotta Baby. Lui accetta la sua condanna, i continui processi, le inevitabili punizioni, ma gli altri devono rispettare il regolamento. Su una cosa non transige Baby: i pasti. Sono forse l'unica vera soddisfazione della sua vita. Scandiscono e rendono viva la sua giornata. Li sente così necessari che il solo pensiero che non glieli passino gli distrugge il morale. Il boia da questo punto di vista è abbastanza affidabile; non largheggia, ma l'essenziale glielo dà. Addirittura, certe volte, senza alcun motivo, lo va pure a trovare, così, per fare quattro chiacchiere, e gli offre pure un pasto extra, e per uno nelle sue condizioni, è veramente un gran conforto. Certo, è capitato anche che si siano scontrati, anche violentemente, ma senza grosse conseguenze. Lui sa che ogni tanto serve fare la voce grossa. Non che lei si spaventi, ma sembra riflettere, quasi leggere dietro le sue sfuriate. Come se si aprisse una breccia nel muro di incomunicabilità che li ha sempre divisi. "Ma sì, è un buon diavolo", pensa Baby, "Se solo si riuscisse a parlare la stessa lingua". Ma si sa, i boia sono tutti così. Durante le ore d'aria ha avuto occasione di parlare con altri detenuti e anche loro incontravano le sue stesse difficoltà, chi più, chi meno.

Oggi è un po' preoccupato perché ieri ha subìto un altro processo, l'ennesimo di cui non s'è potuto dare una ragione, e non sa minimamente che pena gli sia stata comminata. Non che se ne sia mai preoccupato tanto. La tortura con gli aghi la sopporta dignitosamente. A parte qualche lamento, dopo poco non ci pensa più. Gli è capitata due o tre volte, non ricorda bene. Peggio le tecniche di deprivazione, l'isolamento, il digiuno. Quelle lo hanno sinceramente sconvolto, ma sono durate poco e sono anche esse un ricordo lontano. Spera, come sempre, che il boia riesca anche stavolta a capire la sua situazione e a ridurre al minimo le sue sofferenze. Non può far altro che aspettare, ignaro che è il peggior destino quello che lo aspetta.

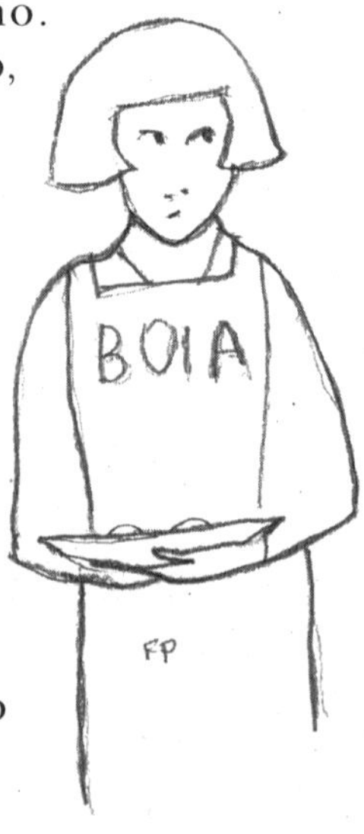

Sono le dodici. Il boia, in stato quasi febbrile, ha completato i preparativi per l'esecuzione. Sa quanto Baby ci tenga ai suoi pasti, e si aspetta il peggio. Ripete a se stessa che tutti i boia lo hanno fatto prima di lei e che non c'è ragione perché non ci debba riuscire. Le corre, però, per tutto il corpo, una specie di corrente elettrica, un flusso potente di bizzarri pensieri, di ulteriori dubbi, mai avuti prima. Teme di stare per perdere tutte le sue certezze. "Diavolo di quel Baby!", esclama dentro di sé, "Che mi succede?". Si fa comunque coraggio e si avvicina con i suoi strumenti.

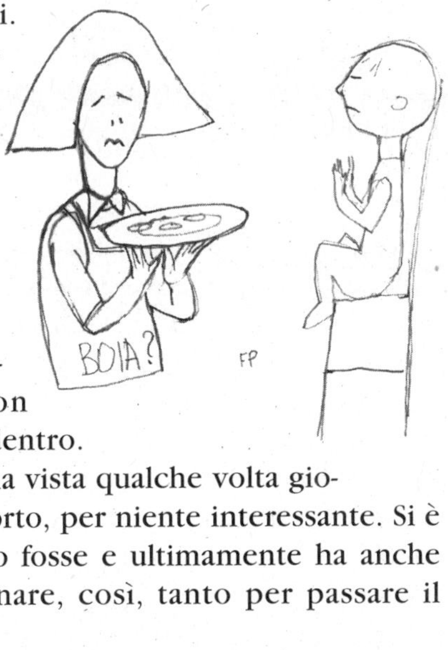

Sono le dodici. Baby sa che il pasto è imminente e comincia ad assaporarlo con il pensiero. Il boia lo ha portato fuori dalle sbarre ma, contrariamente al solito, lo ha legato sulla sedia di contenzione. Il pasto abitualmente gli viene dato direttamente da lei, con una procedura quasi rituale, un po' antiquata, sulla quale, però, si sono trovati subito d'accordo. In quelle occasioni lei non sembra neanche più un boia, emana un qualcosa che lo affascina e, in un certo modo, lo carica. Lui è convinto che è solo quello che gli ha permesso di resistere fino ad ora. Non la vede più da un po', e comincia ad innervosirsi. Che abbia a che fare con la condanna? Eccola, finalmente. La vede avvicinarsi lentamente. Ha un'aria strana, e lo guarda quasi avesse paura di lui. Questo non sa spiegarselo proprio. Non hanno mai avuto liti durante i pasti. Se mai, quando lo ha fatto aspettare troppo, ma oggi è quasi in orario e lui è tranquillo. La vede posare sul piano della sedia di contenzione un piatto, con della roba ondeggiante dentro. Simile a quella con cui l'ha vista qualche volta giocare, ma di un colore smorto, per niente interessante. Si è sempre chiesto che gioco fosse e ultimamente ha anche pensato di farselo insegnare, così, tanto per passare il tempo. La vede armeggiare, e pare proprio che ce lo voglia far giocare. Lui cerca di farle che capire che non è il caso, la allontana, ma lei insiste. Si chiede cosa mai le passi per la testa, come non capisca che lui deve assolutamente mangiare. Riprova a spiegarsi ma non c'è verso. Lei continua ad offrirgli il gioco, prima blandendolo, poi seria e sempre più ostinata. In Baby comincia a montare la rabbia e la sua ribellione si concretizza in aspre proteste verbali e qualche gesto un po' manesco. Subito dopo si pente, e teme la reazione del boia. Lui sa bene che è proibito e che corre un grosso rischio a fare così, ma si sente in pericolo e non può farne a meno. Lui vuole mangiare. Quando meno se lo aspetta vede un cucchiaio della roba brandito contro la sua faccia e subito dopo ficcato dolorosamente in bocca. Stringe le labbra, si difende come può, lo sputa con tutto il suo contenuto. Ma è inutile, e continua a chiedersi che stia succedendo. Con un'espressione cattiva, come non l'ha mai vista, il boia ripete l'operazione, determinata e ancora più violenta. E lui, a questo punto, in un attimo comprende l'atrocità del suo destino. Capisce che questa è la pena alla quale è stato condannato. Quello cui più tiene, la linfa vitale della sua sopravvivenza, gli viene sottratto. E non sarà come le altre volte, che dovrà solo aspettare di più. Stavolta è peggio. Invece del dolce pasto rigeneratore del suo corpo e del suo spirito, ci sarà questo insulso gioco profanatore. Così chiaramente intuisce e paventa la sua ineluttabile fine che, bruciando in pochi attimi tutta l'energia di cui dispone, erompe in un urlo e in una contrazione di tutti i suoi muscoli, da fargli perdere ogni apparenza di umanità.

Il boia ha seguito il crescente disagio di Baby con apprensione e timore, snocciolandosi, come una cantilena, tutti i validi motivi che giustificano il suo lavoro: il prestigio morale, il recupero sociale del condannato, il rispetto dell'ordine costituito. La sua confusione aumenta. Si chiede se tutto ciò vale la vuota stanchezza che ha sentito crescere dentro di sé e contemporaneamente si ripete che lei ha avuto degli ordini ed è suo dovere obbedire. Quando lo vede ribellarsi, per un attimo si spaventa. Riprende subito il controllo e si obbliga a portare a termine il suo compito. La reazione di Baby la indispettisce e, in un certo modo, l'aiuta perché le dà forza. Ma è una forza che nasce dalla rabbia, una rabbia che cancella ogni ragione e ogni sentimento. Ormai non sa più quel che fa e perché lo fa. Poi il grido, il volto violaceo e imbrattato, le contorsioni come di bestia lacerata, la sofferenza. Tutto penetra nell'anima del boia, la terrorizza, la spacca e, improvvisamente, la illumina e la libera. Via il dovere, via il giudice, via gli ordini, via le convenienze, via tutto. Capisce che non può più essere come vogliono gli altri. Deve essere se stessa. Si chiede come ha fatto a non capirlo prima. I tanti segni e messaggi che venivano da Baby, dai suoi occhi, dai suoi sorrisi, dalla sua tristezza, sempre stupidamente trascurati, ora affollano improvvisamente, chiari e precisi, il suo cuore. Ha deciso. Lo guarda con tenerezza, butta via tutto, gli sorride, lo accarezza a lungo, gli parla dolcemente e, infine, allunga le braccia, e lo accoglie.

Baby è disorientato. Il terrore non lo ha ancora del tutto abbandonato ma quello che vede lo blocca. Il boia si comporta in modo che non sembra più lei. Il suo viso si distende in un sorriso timido, quasi a chiedere scusa. Si avvicina, lo sfiora, e lo avvolge con il suo profumo. Baby sente che qualcosa di incredibile sta accadendo, lo spera, ci crede. Vede scomparire gli strumenti di tortura e la sua fiducia aumenta. Lei gli parla, lui non capisce molto, come sempre, ma qualcosa gli arriva attraverso quel linguaggio tuttora sconosciuto. Quel calore, quel legame intimo che, qualche volta, fugacemente aveva colto. Ora è più forte, molto più forte. Sente crescere in sé la sicurezza, l'amore. Ricambia il suo sguardo con uguale gioia e tenerezza, con intensità, come in un anelito di chiamarla, ora che tutto è cambiato, per nome, ma non sa quale. Ma questo non sarà un problema per molto. Ci pensa subito lei. “Vieni piccolo mio. Vieni qui, dalla tua mamma”.

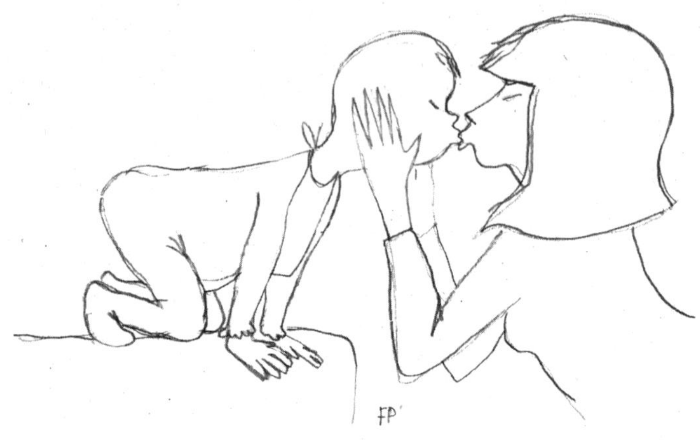

La relazione

Il contesto

E vissero felici e contenti, verrebbe da dire, ripensando a Baby e alla sua mamma. Non siamo, in effetti, molto lontani dalla realtà. I problemi, nell'ambito dell'alimentazione infantile, sono discretamente frequenti e una buona parte di questi diventa un vero disturbo cronicamente presente, in grado di mettere in crisi tutta la famiglia. Una buona partenza, prima con l'allattamento naturale, poi con lo svezzamento altrettanto naturale, ne eviterebbe la stragrande maggioranza.

Come abbiamo visto, per i bambini ogni cambiamento rappresenta un momento critico. Baby ricorda quando, per adattarsi alle esigenze familiari, ha dovuto allungare gli intervalli delle sue poppate, quando è stato lasciato solo al buio per imparare ad addormentarsi da solo, quando ha dovuto subire la piccola violenza delle vaccinazioni e così via. Tutte situazioni sicuramente stressanti per lui e che hanno una caratteristica comune: gli sono state tutte imposte. La stessa cosa minaccia di avvenire con lo svezzamento. La sua mamma, sia che lo allatti al seno o al poppatoio, ha ricevuto l'indicazione a svezzarlo. La ricetta va eseguita alla lettera, come è giusto per ogni prescrizione medica. E l'introduzione di cibi nuovi diventa così come la somministrazione di un farmaco, con le sue dosi e i suoi orari.

Quanto poco siano giustificati gli alimenti da somministrare lo abbiamo già discusso, e ora si aggiunge anche quell'insostenibile orario. Anche volendo accettare il resto della prescrizione, e ormai non lo accettiamo più, qual è il senso della prima pappa proprio a mezzogiorno? Non che i bambini siano più malleabili a quell'ora, né che sia più comodo per la mamma. Anche se non lavora fuori casa, di certo a casa lavora. Ed è al mattino che è più produttivo riordinare, cucinare, fare spese e andare per uffici. O si ha qualcuno che fa questo per lei, o tempo sufficiente, per star dietro a un compito che pediatri e psicologi definiscono estremamente delicato, proprio non c'è. E se c'è, la mamma è abitualmente sola, perché il papà, si spera, è al lavoro. Perché non la sera? L'agenda delle cose da fare è esaurita, si è tutti a casa, e anche il telefono squilla di meno. Tempo ce n'è quanto se ne vuole o, in ogni caso, è di più. Non ci vorranno far credere che si evita la sera perché a quell'ora la digestione è ritenuta più difficile? No, no! Escludiamolo! Nessuno può essere così puerile da pensare che il bambino si intoppi la sera perché non può farsi la sua solita passeggiatina digestiva nel parco. Deve essere stata la solita distrazione e, quindi, almeno per i bambini, che dalla nascita poppano tranquillamente a qualunque ora del giorno e della notte, possiamo eliminare problemi di scelta di orario.

Sotto ogni suo aspetto si tratta, in conclusione, di una imposizione. Nell'intenzione delle mamme, ligie alle raccomandazioni ricevute è sempre, e non potrebbe essere diversamente, operata a fin di bene; non di meno un'imposizione resta. Potremo avere, allora, bambini che la accetteranno tranquillamente, e altri che si ribelleranno con tutte le loro forze. Per tutti sarà un vero, drastico, improvviso, definitivo cambiamento. Nulla di strano che, per una parte, più o meno numerosa, dei bambini, possa rappresentare un trauma, come sottolineano gli esperti di psicologia infantile. Vengono messi in campo concetti difficili, come il dolore per l'abbandono del seno in quanto rappresentazione della mamma, gli aspetti di piacere sessuale della suzione, e così via. Non ne discuteremo. Non perché li vogliamo snobbare ma, semplicemente, perché con quello che sappiamo e possiamo fare, questo rischio noi non lo correremo.

Il vero protagonista

Se aspettiamo l'iniziativa del bambino e, praticamente, siamo noi a fare quello che vuole lui, e non viceversa, non si verificheranno mai le condizioni perché si realizzi un'imposizione. Sarà sempre una sua libera scelta. Qualcosa che lui deciderà di fare per il suo piacere e non per il nostro. Come potrebbe mai soffrirne? E se ne soffrisse avrebbe la piena libertà di non farlo più. Quello che abbiamo visto è un bambino talmente entusiasta della sua scoperta, che non potrà fare altro che volerla sperimentare di nuovo. Quanto Baby era terrorizzato dalla prospettiva di perdere il suo latte. Quando il bambino comincia a capire che quell'ipotetico gioco è cibo, e lo apprezza continuando a chiederlo ad ogni occasione, non matura, parallelamente, l'intenzione di mollare le poppate di latte. Questa possibilità non lo sfiora neanche. Aggiunge il piacevole nuovo al piacevole vecchio. Da buon edonista non si fa mancare nulla. Non c'è nessuno stacco tra il prima e il poi, nessun rovello, nessuna decisione sofferta, nessuna rinuncia. Tutto prosegue come prima. Nel caso poi di un bambino allattato al seno si passa con logica coerenza dal latte a richiesta ai cibi nuovi a richiesta.

Anche noi adulti ci comportiamo allo stesso modo. Pretendiamo rispetto per le nostre scelte alimentari, qualitative e quantitative, e non tolleriamo insistenze e costrizioni. Siamo noi a decidere autonomamente, tranne in caso di prescrizione medica, i cambiamenti nella nostra dieta, per curiosità, interesse culturale, o imitazione di altre persone. Ma non di una persona qualunque. Deve trattarsi di qualcuno che conosciamo bene, di cui ci fidiamo, che stimiamo e che ci farebbe piacere imitare. Se incappassi in un venditore di cibo locale per una stradina di una città esotica, me ne guarderei bene dall'accettare anche un minimo assaggio. Ma se mi trovassi nella stessa situazione insieme a un caro amico fidato e lui, o perché conosce già quel cibo, o perché lo assaggia in quel momento, mi garantisse che è buono, probabilmente lo assaggerei; con cautela, ma lo farei.

Ancora, provate a immaginare di tornare a casa, sapendo che quel giorno vi aspetta uno dei vostri piatti preferiti, come al solito magnificamente cucinato, già pregustandone gusto e aroma, come anche la pace e l'agio che abitualmente vi assicura per tutta la serata, e trovarvi di fronte, con lo stupore di chi crede di essere capitato in un altro mondo, una broda indefinibile, magari da tirar su con i bastoncini giapponesi. Che vi si spieghi o meno perché siate obbligati a ingozzarla, la vostra reazione sarebbe molto, ma molto più violenta di quella di Baby.

La partenza

I genitori dei bambini sono come quel caro amico fidato. Al contrario degli amici però, i genitori il loro rapporto privilegiato con il bambino non se lo devono guadagnare. Loro ce lo hanno già, bello e confezionato, alla nascita del bambino. Il neonato parte dal presupposto che, di chi si comincia a prendere cura di lui, non può non fidarsi. Non ha altra scelta. Normalmente, padre e madre sono ben degni di questa fiducia gratuita. La natura, madre anche lei, ha sistemato le cose in modo che, rispettando i presupposti di una gravidanza, parto, e puerperio normali, i genitori, la mamma in particolar modo, non possa far altro che innamorarsi cotta del proprio figlio e infilarle tutte giuste una dopo l'altra. Il punto debole di tutto il discorso è il ricorrere del vincolo della normalità, il concetto con cui abbiamo iniziato il nostro discorso nella prefazione parlando di "un mondo normale". Se questo vincolo non è rispettato salta tutto il progetto, la naturalità va a farsi benedire, i genitori non sanno più bene cosa fare, il bambino non si fida più e cominciano i guai. Ciò vale per tutto quanto riguarda la vita con i propri figli: allattamento, svezzamento, educazione, etc. È la differenza fra goderseli e sopportarli. Probabilmente è quello che è successo alla madre di Baby, così come alla maggior parte delle mamme al giorno d'oggi.

In passato ci hanno insegnato, sia a me che a voi, che i bambini saranno pure una benedizione ma, sacrifici, tanti. Di una strana forma di benedizione deve trattarsi, a meno che non nasconda punti extra nella raccolta valida per vincere il paradiso. Probabilmente ci si riferiva a un passato ancora più lontano quando, proprio perché madre natura veniva più rispettata, fatti salvi i presupposti essenziali per una sopravvivenza non sofferta, genitori e bambini erano più poveri ma più felici. Poi, presi dall'entusiasmo per il progresso, abbiamo voluto strafare e abbiamo buttato via il bambino con l'acqua sporca. Cioè, nel legittimo sforzo di eliminare, alla luce del nuovo sapere, quanto di sbagliato ci fosse nella tradizione popolare, non si è prestata sufficiente attenzione a quanto di buono effettivamente c'era e, considerando tutto obsoleto e superato, si è fatta piazza pulita e tanti saluti. La gravidanza è diventata una malattia, il parto un evento a rischio, il neonato un malato fino a prova contraria, la neo-mamma una pentita, per di più depressa, alla quale sottrarre il fragile e rumoroso figlio per il tempo necessario a farla riprendere e poterle così restituire la potestà genitoriale. In queste condizioni è un miracolo che non si intasino le Ruote degli esposti nei conventi.

La mamma guardiano

La mamma usciva, ed esce, dall'ospedale saldamente convinta della propria incompetenza. La sua fortuna è stata che in ospedale, praticamente, non ha dovuto pensare a nulla. Solo ricordarsi di essere puntuale agli orari delle poppate al nido. Se non fosse stato per la disponibilità e gentilezza del personale non avrebbe neanche saputo come prendere in braccio il bambino, figuriamoci allattarlo. E cambiarlo, e il bagnetto, e il cordone, e i pianti, "Oh Dio mio, i pianti", chi li avrebbe potuti sopportare. Tutti, amici e parenti, le hanno raccontato dei pianti, fino al parossismo, che hanno osservato di là dal cristallo del nido della neonatologia. Non può che benedirlo il nido, come non può che guardare con una certa preoccupazione a quello che la aspetta a casa. Tanto che benedirebbe una legge che consentisse di lasciarlo in ospedale, affidato a mani esperte, e riprenderlo con comodo, non tanto, ma dopo qualche settimana sì, giusto il tempo di trovare il coraggio sufficiente.

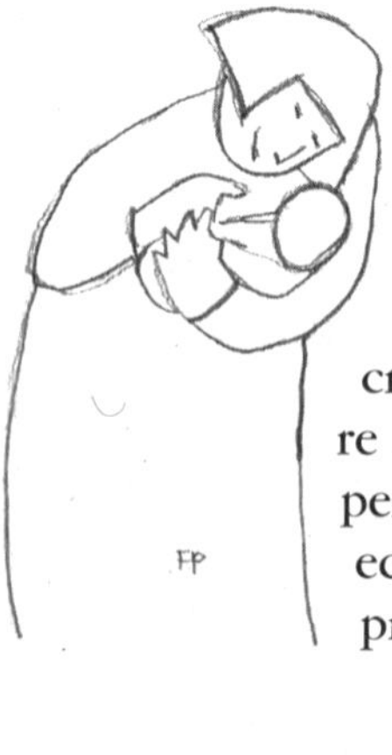

Ora la mano passa a lei. Saprà fare bene? Si ricorderà tutto quello che ha visto fare e che, a volte, hanno cercato di insegnarle? E come farà ora quando il bambino piange? Tutti le hanno detto che se è sazio e pulito lo deve lasciar giù, che non gli deve dare vizi e lei si è ripromessa di farlo perché vuole essere una brava mamma. Ma alla prima occasione è subito spiazzata. Cerca di riflettere con calma ma i ragionamenti vengono subito sparpagliati via da altri pensieri. Non proprio pensieri, perché non riesce ad esprimerli. Piuttosto una necessità, una urgenza, un bisogno insopprimibile di fare qualcosa. Ecco, sì, prenderlo in braccio. Lo fa, sorridente, e funziona, il bambino si calma, si rilassa, si accoccola fra le sue braccia. Ma ecco la ragione che riaffiora a ricordarle che è sbagliato, che a lei sembra di aver trovato la soluzione a un problema mentre, in realtà, ne sta creando uno. Certo, è vero. Come ha potuto essere così sciocca e debole. Lo rimette subito giù, pentita. Eppure stavano così bene, tutti e due. Ma ecco che ricomincia. Conclude allora che è proprio vero, come si dice, che capiscono subito che si possono approfittare, che sono furbi, che lo fanno apposta. Che può fare a questo punto, di fronte a una volpe come quella, se non cercare di resistere? Ma è dura, veramente dura. Quell'urgenza monta di nuovo, potente come un maroso di uragano. Dubita di nuovo, ripensa a tutti i consigli ricevuti, e si chiede ancora come possa esser sbagliato qualcosa di così bello. Va da una possibile scelta all'altra, non sa decidere, si sente sola, e si maledice, e soffre, e piange.

Questo conflitto di volontà è chiaro nella testa delle mamme ma, se non viene rapidamente risolto, passa in secondo piano di fronte alle varie espressioni del disagio che ne deriva e, alla lunga, si dimentica. Quel che resta sono soltanto i luoghi comuni della inesperienza, della difficoltà di allattare, delle coliche, delle notti in bianco, della furbizia dei bambini e di tutto il gran da fare che danno. Tutto questo è assolutamente falso. Ciò non toglie che fare i genitori sia un impegno serio e da non sottovalutare. Richiede attenzione, risorse, dedizione. Ma si parte dal presupposto che genitori lo si è voluto diventare. Come quando si realizza un'unione, quella che volete, tra adulti; lo si fa perché si pensa di trarne piacere e vantaggi, non perché si prevede di soffrirne. Poi può anche capitare che qualcosa vada storto, ma non è la regola. Se così fosse non se ne farebbe nulla dal principio. Con i bambini abbiamo anche il vantaggio che non ce li troviamo davanti già come prodotto finito, non suscettibile di modifiche sostanziali, prendere o lasciare, come con un partner adulto. Un bambino è quasi tutto da costruire. Quasi, perché naturalmente il suo patrimonio genetico lo condiziona, ma solo in parte. Basti pensare alle differenze di carattere dei gemelli identici, che diventano ancora più nette se allevati ciascuno in una famiglia diversa. Sta allora a noi farne l'uomo che sarà. Non viene su per caso. La strada che prenderà viene quotidianamente tracciata dalla sua famiglia, fin dal concepimento. E gli errori fatti nei primi mesi e anni di vita sono quelli che lasceranno le

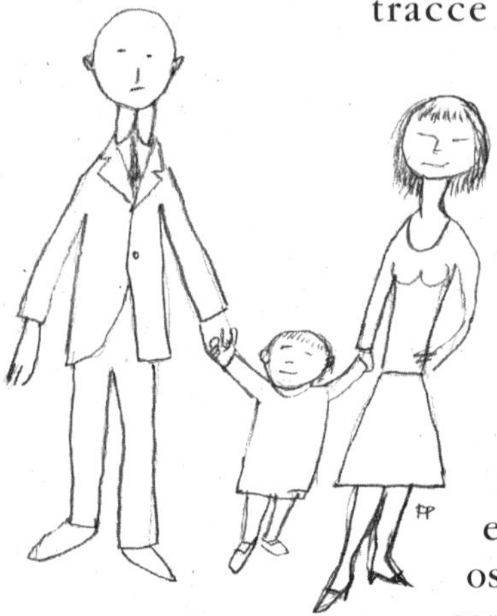

tracce più profonde e persistenti. L'impegno profuso da parte dei consultori familiari nelle attività di sostegno ai genitori, trova la sua giustificazione proprio nella dimostrazione scientifica della verità di queste affermazioni. Così come tutto il movimento internazionale a favore di una umanizzazione dell'assistenza alla madre e al bambino nelle strutture ospedaliere e dell'allattamento al seno.

I genitori genitori

Normalizzando tutto il percorso che va dalla gravidanza alla nascita ed eliminando tutti gli stereotipi che si sono stratificati sopra l'immagine del neonato-lattante-bambino, senza pretendere di tornare nel paradiso terrestre, i genitori tornano a scoprire dentro di sé tutte quelle competenze che la natura ha dato loro per metterli in grado di accompagnare il proprio figlio lungo il cammino verso la maturità. La famiglia esce dall'ospedale con la conferma della prevista normalità e fiduciosa nelle proprie capacità

Le mamme, e i papà, sono felicissimi di spalmarsi addosso i figli, di farseli dormire vicino, di allattarli a richiesta, e di portarli a spasso con marsupi e fasce. Ne hanno piacere e vantaggio perché i bambini, sentendosi più sicuri, piangono meno e si costruiscono un'immagine del mondo più serena. Li cercano e li coccolano gratis, prima ancora che il bambino ne faccia richiesta frignando. Cercano di tenerseli vicino il più possibile e giocarci, compatibilmente con le sacrosante esigenze personali, perché sono una compagnia piacevole.

Se devono limitarne la libertà d'azione per validi motivi, e non quindi per un vago principio, lo fanno serenamente, pur sapendo che il bambino piangerà. Lui non è in grado di valutare i suoi reali interessi ed è fortunato ad avere chi, non abdicando al suo ruolo perché rinunciatario o male informato, giudica responsabilmente per lui. La mamma sa di aver fatto sempre il massimo sostenibile, non vive complessi di colpa ed è certa di fare il bene di suo figlio. Se sta bene lei, stanno bene tutti e due. Se sta bene solo lui, lei sta male. Se sta male lei, non sta bene nessuno.

Il bambino, a sua volta, trova esattamente quello che si aspetta. Le previste figure di riferimento, i genitori, sono lì da subito. Soprattutto quella che, in quel momento almeno, più gli preme che lo accolga, lo scaldi, lo nutra. Lui sa quello che deve fare. Riprende un po' fiato, si ambienta, comincia a cercare il seno, lo trova, si attacca, succhia, si placa, si rilassa, si addormenta. Un sonno lungo, ristoratore, di chi sa che tutto è andato come dovuto, e non ha motivo di pensare che non sia così anche per il futuro. Con la sua mamma al fianco questo posto nuovo non gli mette alcuna paura. Si sente di poterlo esplorare e conquistare pezzo per pezzo. Delusioni, rinunce, sofferenze: nessuna? Certo che ci saranno. Si sa com'è la vita. E uno che sbarca a questi lidi strizzato come uno straccio per pavimenti volete che non lo sappia? Ma un conto affrontarle da solo, senza certezze di affetto e protezione, un conto in compagnia di una fata buona capace di qualunque magia. Succede, è vero, che gli possa dire di no. Ma lo fa con la dolcezza delle fate ed è tale il ricordo delle passate magie che è facile rassegnarsi e dimenticare. E dopo c'è talmente tanto di buono da fare con lei che, una volta capito cosa si vuole da lui, sarà ben contento di adeguarsi ai suoi desideri. "Ad una così, come si fa a dire di no. C'è solo da guadagnarci. E come è interessante e piacevole imitare quel che fa!" Scopre presto che questo gli fa guadagnare sorrisi, coccole, apprezzamento, amore. Da buon opportunista conclude che fare quel che gli insegnano i suoi genitori conviene. Così ottiene di più, e di quello a cui rinuncia dopo poco non sente più la mancanza. Non abbandona certo i suoi doverosi tentativi per imporsi ai suoi onnipotenti protettori. Che diamine! Anche lui ha un suo orgoglio. E qualche volta, con sua grande soddisfazione, gli va anche bene. Ma se non la spunta, non perde tempo ad insistere. Non ne vale la pena.

Questi due percorsi, dei genitori e del bambino, non vi sembrino utopie. Sono assolutamente realizzabili a patto di rispettare le premesse. Non ne fate esperienza spesso, anche se mi auguro di sbagliare, proprio per la visione distorta dei rapporti intrafamiliari che abbiamo descritto. Si può partire con le migliori intenzioni ma, se non si ha chiaro quali sono le fisiologiche, vitali esigenze di madre, padre e neonato, al primo inevitabile errore si rischia di prendere una china senza ritorno. Fare errori, chi più, chi meno, chi tanti, è inevitabile. Farne è talmente umano che una famiglia che riferisse di non averne mai fatti, o racconta bugie, o è patologica. L'importante non è non sbagliare, ma accorgersene per tempo e correggersi. Altrimenti da errore nasce errore e il successivo è sempre più grosso del precedente. Per questo avete bisogno di essere bene informati o, meglio ancora finché non cambia l'aria, formati come genitori. Non perché genitori si diventa. In realtà genitori si nasce, esattamente quando si crea il bambino. Il problema sono tutti quegli invidiosi che vogliono complicarvi la vita.

Il cibo

Con qualche idea in più sui meccanismi che condizionano la qualità dei rapporti fra i vari componenti della famiglia, dovrebbe essere più agevole comprendere quanto il vostro ruolo nell'alimentazione del bambino vada ben oltre lo scrupoloso rispetto di indicazioni nutrizionali qualificate. La chiave di tutto siete sempre voi, quel che fate e come lo fate, a tavola e altrove. Non potete, né dovete, essere perfetti. Ma cercare di ottenere il massimo da voi potete e dovete farlo. Chi sbaglia meno è chi non si accontenta e cerca sempre di migliorare. Chi riconosce per tempo i propri errori è chi è cosciente che non si finisce mai di prendere cantonate. Una giusta dose di umiltà è sufficiente per diventare genitori autorevoli. In sua assenza si diventa solo genitori autoritari. Ai primi si obbedisce per il piacere, o non dispiacere, di obbedire: "Ti obbedisco perché ti voglio bene". Ai secondi si obbedisce per la paura di non obbedire: "Ti obbedisco perché ti temo". E alla lunga la paura non basta neanche più.

Come genitori siete già il modello naturale per i vostri figli e quello che voi mangiate non può non interessarli. Se siete genitori autorevoli il loro coinvolgimento diventa ancora più profondo e duraturo. È stato dimostrato che l'influenza positiva di un buon rapporto tra genitori e figli si fa sentire fin nell'età dell'adolescenza, proprio quando le spinte verso l'autonomia di giudizio si fanno più forti e le derive verso diete a rischio più probabili.

L'esempio degli adulti di famiglia aiuta anche a superare la possibile resistenza verso l'assunzione di cibi sconosciuti, come frequentemente può succedere oggi con la globalizzazione del mercato delle derrate alimentari. Si tratta di un comportamento che possiamo definire naturalmente difensivo. Una cautela dell'istinto verso un cibo che potrebbe essere nocivo. Il bambino esita ma, se l'adulto lo mangia, lui lo segue. Deve essere però un adulto conosciuto, familiare, fidato. Se si trattasse di un estraneo il bambino si terrebbe le sue cautele mostrando scarso interesse per la novità. Lo stesso può accadere quando più bambini si trovano a condividere la stessa mensa, soprattutto negli asili nido. L'esempio degli altri, suoi pari, può suscitare la stessa attenzione che a casa e il desiderio di nuove esperienze. Se capita che in famiglia il bambino abbia fatto il suo primo approccio con i cibi solidi in maniera più o meno forzata, si verificherà una discrepanza di comportamento tra casa e nido che disorienterà i genitori.

Sembrerà di trovarsi di fronte a due bambini diversi. A casa si fa fatica ad interessarlo al suo pasto perché in esso, a parte riempirsi la pancia, non trova altro. Al nido è attento e voglioso, perché scatta la molla della curiosità e dell'imitazione. Se non si riesce a fornire la giusta interpretazione dei fatti, rischia di diventare una situazione veramente frustrante. Si cominciano ad attribuire al bambino improbabili sentimenti di rifiuto della mamma e di preferenza per gli educatori. O addirittura di ostilità, una assurda volontà di far dispetti. Per dirla terra terra, la mamma, nella sua doverosa ansia di protezione, si chiede perché mai suo figlio rifiuti il cibo, di cui ha bisogno per sopravvivere, dalle sue mani e lo accetti da estranei. Se lo fa, vuol dire che non le vuol bene, è un antipatico, e lo fa anche di proposito. Torniamo ancora alla concezione del bambino come potenziale fucina di ogni cattiveria. Un pregiudizio insostenibile e indicibile, visto che i bambini sono notoriamente una benedizione, ma che è lì, pronto a saltar fuori alla prima difficoltà di rapporto. È più che naturale farsi trasportare dai sentimenti e il dubbio sistematico è parte necessaria del bagaglio del buon genitore, ma non facciamo l'errore di rinunciare a ragionarci sopra, e ben provvisti di informazioni corrette. Cercatele dove vi abbiamo suggerito (pag.10).

Il bambino escluso

Come abbiamo provato a raccontare dal vivo, il modo in cui una donna vive il parto e i primi giorni di permanenza in ospedale condizionano pesantemente il suo futuro di madre. Tanto per darvene un cenno rapido, e ciononostante estremamente significativo, pensate che si è dimostrato che quello che avviene nelle prime due ore di vita del bambino, e cioè consentire o meno la naturale, vitale, reciproca ricerca di vicinanza di madre e figlio, genera delle differenze importanti nello stato di salute psico-fisico di tutti e due, anche a distanza di molti mesi. E non dimentichiamo che gli stessi meccanismi che conducono allo stabilirsi del legame affettivo tra madre e figlio agiscono, o vengono sabotati, in identica maniera anche nel padre. Il suo ruolo stereotipato come capo famiglia, garante del sostentamento comune, ma necessariamente lontano dalle cure dirette del bambino, inadatto, superfluo, e forse controproducente come figura di riferimento affettivo, in quanto investito del compito di emettere giudizi e disporre sanzioni, scaturisce proprio dalla sua tradizionale esclusione dall'evento nascita. Il massimo del suo coinvolgimento carnale con il bambino è stato raggiunto quando, promosso al rango di sponda utile per l'emancipazione della madre dal suo ruolo tradizionale di nutrice, fu ritenuto sufficientemente adatto a tenere in mano un biberon. Fortunatamente le cose stanno cambiando, ma è importante che questo avvenga in maniera consapevole. Il padre deve essere aiutato a scoprire sia l'equivalenza, sia la specificità del suo ruolo rispetto a quello della madre. Non ha senso e non dà frutto voler fare il padre moderno perché è di moda o perché l'ospedale segue quella politica. Anche per il padre il percorso deve essere completo e partire fin dall'inizio della gravidanza.

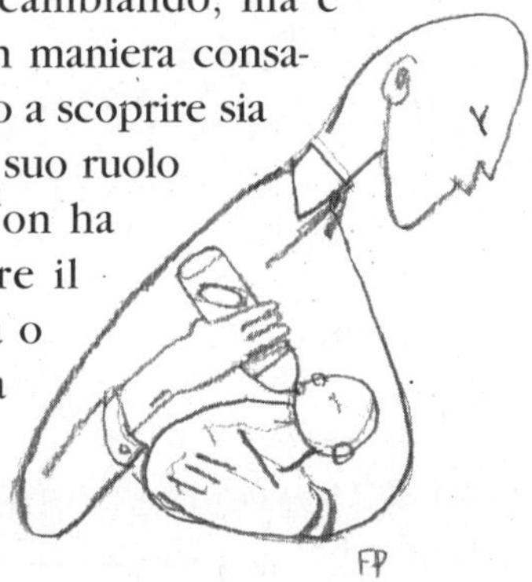

Una coppia che non sia stata aiutata a formarsi in questo senso, se non ha alle spalle una buona esperienza familiare che la sostenga, corre il serio rischio, nella migliore delle ipotesi, di mettersi sulla difensiva, privandosi della possibilità di cogliere nel progressivo sviluppo del bambino il fiorire di quelle qualità e abilità che costituiscono la base di uno svezzamento naturale. Il bambino continua ad apparire, in questa ottica, più o meno quello che, tra le righe dell'assistenza, è stato fatto trasparire in ospedale: un qualcosa in via di perpetua definizione, complicato, fragile, problematico, incompetente, a parte le sue irritanti malizie, isolato e scollegato dal mondo, incomprensibile, ineducabile, fastidioso, sfiancante e, come se non bastasse, costoso. Dei due, è la mamma che ha le maggiori opportunità per captare quei segnali che permetterebbero di smentire quel terribile ritratto, ma non è facile remare contro la corrente di pensiero dominante. La mamma si accorge che se lei parla il piccolo si quieta, eppure dubita e chiede se veramente ci sente. Si sorprende fissata dai suoi occhi che, per di più, la seguono se si sposta lentamente, e le pare impossibile che ci veda. Se lei sorride, lui le sorride in risposta, e non si capacita che possa essere qualcosa di volontario. Insomma tutto è interpretato in negativo. Diventa più che normale allora che si ceda al consiglio che il bambino venga tenuto il più possibile lontano dalla coppia, considerato che, da un lato, non è assolutamente in grado di godere, diciamo così, spiritualmente della compagnia degli adulti, ma solo di farsi "viziare"; dall'altro, disturba talmente la vita sociale che, finché proprio non se può fare a meno, è meglio che se ne stia da solo. Manco fosse un serpente velenoso da non stuzzicare! La sua vita rischia di scorrere tra pianti esasperati ed esasperanti e brevi, convulse, ambigue pause di consolazione. In una situazione di questo genere, nella quale, conseguentemente, viene tenuto lontano dalla mensa familiare, non si realizza il contesto in cui il bambino viene stimolato a mandare i suoi segnali né, probabilmente, se infine questo avvenisse, verrebbe compreso e né, se anche fosse compreso, verrebbe accontentato. I suoi genitori non lo conoscono, non si fidano di lui, hanno altre precise indicazioni, ben più affidabili che le stranezze di un lattante. Per conoscere le persone bisogna frequentarle, donare loro il nostro tempo e accettarne i difetti per poterne scoprire le qualità. Partire con un pregiudizio prepara solo un fallimento. La raccomandazione è sempre la stessa: se incontrate problemi, fatevi aiutare da persone competenti. La soluzione esiste. Per ridurre al minimo il rischio di incontrarli, preparatevi per tempo. Non aspettate l'ineluttabile. Come abbiamo cercato di spiegare, questo problema possiamo veramente sperare di dimenticarcelo.

Consigli per gli acquisti

Candida - Dobbiamo mangiare il pesce!

Tranquillo - Perché? Non lo mangiamo già?

C - Non basta. Bisogna mangiarlo almeno tre volte alla settimana.

T - Tre volte? Con quello che costa?

C - Vedo che anteponi il vile denaro alla salute di tuo figlio!

T - Dipende da quanto è il vile denaro, cara Candida. Comunque, stai scherzando?

C - Affatto, caro il mio Paperone. Vedi? Sta scritto qui, sulla rivista "Pupi e Pupe, Poppe e Pappe".

T - Quella non è una rivista! È un mostruoso depliant illustrativo delle offerte speciali di dieci supermercati tutte insieme. Ma non avevi smesso di leggerlo? Ultimamente lo buttavi direttamente nel secchio. Oggi che ti è preso?

C - Te lo mostro subito che mi è successo. Guarda in copertina. "Bambini più intelligenti con il pesce. Da sette, otto mesi."

T - Ma se è da quando ha iniziato a masticare che si fa fuori gamberoni al lardo di Colonnata e impepata di cozze!

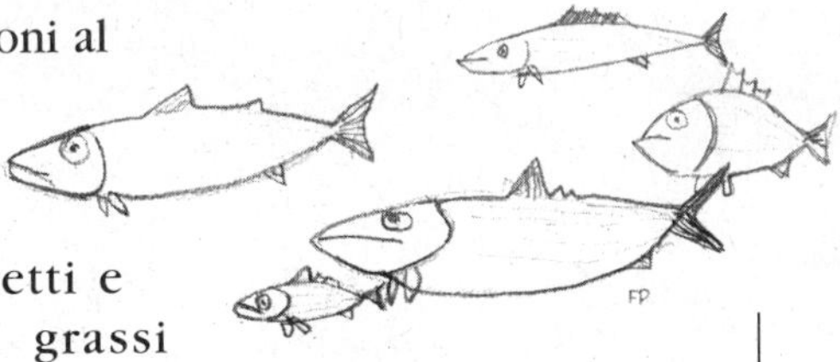

C - Ma che gamberetti e cozze! I grassi omega 3 ci vogliono. Sgombro, sardine, aringhe.

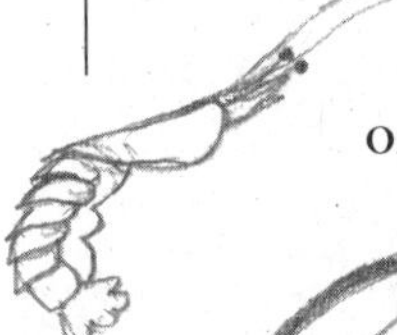

T - Mangiale tu le aringhe! E gli omega 3!

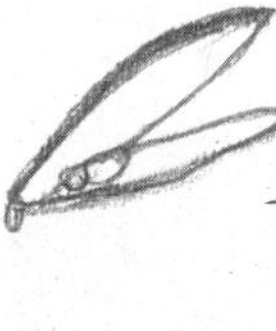

C - Certo! E a te niente. Così diventi

ancora più scimunito. E io e il mio tesoruccio sempre più intelligenti.
T - Benissimo! Voi le aringhe, le sardine e gli omega3, e io i gamberoni e la scimunitaggine.
C - Tu non vuoi prendermi sul serio. Dai, leggi l'articolo! Guarda! C'è anche la consulenza del pediatra nutrizionista.
T - E c'è tutta 'sta roba nel pesce? Tutto l'alfabeto delle vitamine e più minerali di un'acciaieria. Già mi sento lo stomaco pieno. Fluoro, fosforo, calcio, ferro, zinco, molibdeno, cromo. Mi dispiace ma io, il pesce, non lo mangio più.
C - Il solito ignorante. Lo sai che fa il molibdeno? Aiuta a disintossicare. E il cromo? Previene le malattie a carico del cuore. Capisci?
T - Davvero? Ma sì, sì. Certo! Ora capisco! Candida! Tuo figlio non ha bisogno degli omega 3.
C - E perché?
T - Perché è già intelligentissimo. Sai perché sta sempre a rosicchiare la gamba del carrello del televisore? Perché ha capito che è cromata. È proprio un genio, sai? Tutto suo padre!
C - Che stupidaggine!
T - Come stupidaggine? Abbiamo tanto ragionato sulla capacità dei bambini di capire di cosa hanno bisogno, e ora mi vieni a dire che non è possibile?
C - Ma dai, su, che prima scherzavo sulle aringhe.
T - Ah! Ma io non scherzo affatto!
C - Ma non ci credo che ti fidi! Sono chiacchieroni, confusi, interessati. Guarda qui! Leggi! Prima ti dicono che il pesce è più digeribile perché è tenero e il povero piccolo non ha i dentini, e poi ti buttano là, senza parere, che è meglio iniziare con liofilizzati e omogeneizzati. Se è tenero di suo, a che servono? E poi, figurati, se non lo minaccio, è capace di staccarmi un capezzolo con le sue gengi-

ve tanto tenere!
T - Sei ingiusta adesso. A me sembrano invece molto seri. Dovremmo avere una lista dei contenuti così, per tutti gli alimenti potremmo fare bene i conti di tutte le sostanze nutritive, vitamine, minerali, vedere le complementarità, fare le porzioni bilanciate, scegliere la giusta miscela, ed essere precisi, molto precisi. Avrei un programmino nel computer proprio a fagiolo. I bambini sono delicati. Si meritano queste attenzioni. E inoltre io ci farei un pensierino ai liofilizzati.
C - Cosa? Ma tu sei impazzito! E vuoi fare impazzire anche me.
T - E guarda un po' qui cosa dice: "I crostacei, come gamberi, granchi e aragoste, dai due anni per evitare il rischio di allergie." Dio! I gamberi e le aragoste che abbiamo sprecato! E pensa che pericolo gli hai fatto correre.
C - Io? Ma se eravamo d'accordo! E poi non è vero niente. Ma tu fai così per prendermi in giro. Eh? Allora sai che ti dico? Niente crostacei per nessuno finché non fa due anni.
T - Ma io non sono mica allergico!
C - Sì, ma se noi li mangiamo e lui no, potrebbe subire una grave frustrazione, ritirarsi in se stesso e entrare in depressione.
T - Che vuoi che sia un po' di depressione. Gli facciamo un po' di cromoterapia e io mi mangio le aragoste.
C - Ancora cromo? Ma non gli basta quello del carrello?
T - Ma non quello! Cromoterapia nel senso di terapia con il colore. Non ti ricordi, sempre su questa rivista? Quella specialista che, proprio per la depressione, consigliava di metterli a dormire con il mignolo inguantato di viola?
C - Non rivanghiamo un infelice passato. Stop! Niente aragoste! Costano troppo.
T - Tu hai mangiato troppe aringhe. Mi vuoi fregare.
C - Questi ti vogliono fregare! Non io. L'avevo aperta per

vedere se fosse cambiato qualcosa. Invece, sempre più subdoli. Raccomandano il pesce per i grassi che contiene e poi ti suggeriscono di iniziare con le qualità più magre. Ma se i grassi fanno tanto bene, che senso ha aspettare? E poi il sapore delicato, niente aromi, solo lesso. Ma non è mica un malato! Ti ricordi che fine ha fatto fare alla sogliola lessa della nonna?
T - Ma sì che non è un malato, Candida furiosa! Volevo solo vedere quanto avresti resistito.
C - Ti sei arreso solo perché hai temuto per i tuoi gamberi.
T - E anche per l'aragosta. Almeno quella che mi lascia. Confesso che, se avessi saputo come sarebbe andata a finire, vista la concorrenza della boccuccia, lo avrei lasciato volentieri a mais e tapioca. Ha ragione la rivista. Sapori delicati ci vogliono!
C - Non lo pensare nemmeno. Se mi figuro quante madri come me si fanno infinocchiare da queste riviste, mi viene tristezza. So cosa si passa a dargli retta.
T - Tanto, se si salvano dalle riviste, le finisce la televisione. Un professorone che si parla addosso non manca mai. Se dai retta a loro non ti bastano i giorni della settimana per mangiare tutto quello che ti raccomandano.
C - Però tu li vedi.
T - Solo di passaggio.
C - Sarà di passaggio, ma ti fermi, e anche a lungo, quando fanno quelle oscene dimostrazioni di massaggi, fanghi, intrugli d'erba e altre schifezze sul di dietro di qualche modella!

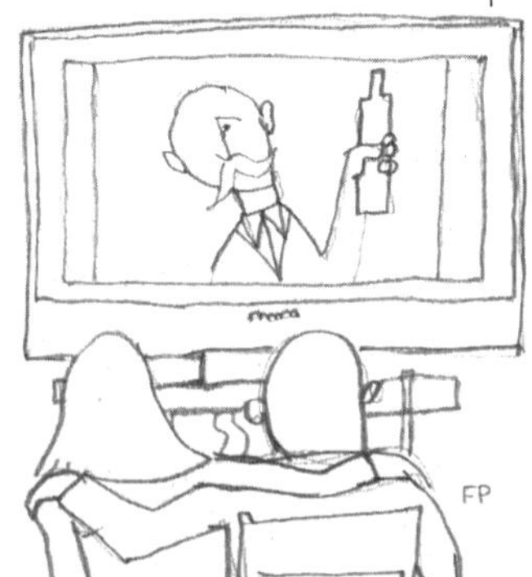

T - Solo per spirito critico.
C - Sii serio!
T - Io sono sempre serio su queste cose. E non trascuro i messaggi interessanti. Per esempio quel molibdeno lì, mi intri-

ga. Suona marziale. Intimorisce. Ne parliamo a tua madre, così ce la compra lei l'aragosta per quel termovalorizzatore di tuo figlio.
C - Non ti azzardare ad approfittarti delle debolezze di una povera nonna. Lei è capace di crederci. E non ti riempire la bocca con paroloni di cui non sai nulla.
T - Ah sì? E allora vediamo che sai tu dello stronzio.
C - Ah! Ah! Battuta di pessimo gusto, come al solito. Meglio che te la riempi con il molibdeno.
T - Senti chi parla di pessimo gusto! Non è affatto una battuta. È un minerale vero, importante! Ne parlava sempre mia nonna. Ai suoi tempi era preso in seria considerazione.
C - Ma se tua nonna avrà fatto sì e no la scuola elementare!
T - Mia nonna lo conosceva bene e ci stava molto attenta. E lo dovremmo fare anche noi. Lo ha detto anche la televisione.
C - Di' la verità, mi stai prendendo in giro.
T - Ti ho detto che sono serio.
C - E che faceva questo minerale secondo tua nonna?
T - Portava fortuna.
C - Che? Portava fortuna! Che tonto! Ma come, quando?
T - Per strada. Quando lo calpestava.

Viva l'ignoranza

Menu fisso

Candida e Tranquillo, beati loro, si permettono il lusso di scherzare su una questione molto seria: cosa dare da mangiare al loro bambino. Finora ne abbiamo parlato piuttosto approssimativamente ed è tempo di scendere nei particolari. Abbiamo infatti chiarito che i bambini, all'età di circa sei mesi, possono mangiare esattamente quello che mangiano i loro genitori, senza limitazioni di sorta nel tipo di cibo, cottura, condimento, se non la certezza che si tratti un alimento e di una preparazione gastronomica salutari. Per maggiore praticità potete usare anche il criterio della vostra esperienza personale o familiare con quel cibo, giudicandolo idoneo se, in tante occasioni, non ne avete mai riportato conseguenze spiacevoli. In apparenza può sembrare un sistema un po' grossolano ma, se consideriamo che questo è il procedimento con il quale, nel corso dell'evoluzione, l'uomo ha imparato a distinguere ciò che era commestibile da ciò che non lo era, e ci aggiungiamo la moderna disponibilità di più idonei strumenti per la conservazione e preparazione dei cibi, risulta di rassicurante affidabilità. Se, nonostante tutto, vi resta qualche dubbio, un'occasionale, rara, esclusione non esiterà certo in un danno nutrizionale. Nel caso in cui, tuttavia, un simile evento si dovesse presentare con regolarità, sarà opportuno fare una verifica delle vostre capacità di cuoca/o. Non dimenticate che la rivalutazione della precoce e sistematica imitazione dei genitori è, sì, una brezza salutare che spazza via finalmente vecchi problemi, ma rigenera anche responsabilità rimosse, delegate ad altri, i cosiddetti esperti, nella sincera convinzione di far bene.

Con lo svezzamento basato su una asserita specificità della alimentazione del bambino, le indicazioni devono provenire necessariamente dall'esterno. Esse sono, di solito, meticolose e vincolanti, molto particolareggiate su cosa e come prepararlo, e questo è molto rassicurante per tutti. Non sembrano affatto impenetrabili, come invece le prescrizioni di farmaci, ma, venendo da un medico, devono per forza avere una loro superiore recondita complessità. Forse è proprio la loro apparenza di palese assurdità che induce a ritenerle giuste. Non conoscendo la logica sottesa alle ricette, per ogni aggiustamento in corso d'opera si telefona al pediatra, dall'aggiunta di qualche foglia di spinaci al brodo, all'azzardo del biscotto supertecnologico. Dopo l'anno di vita inizia, però, una certa stanchezza nell'aderire pienamente alle raccomandazioni. La complicazione della doppia cucina, l'interesse dei bambini, il loro aspetto più maturo, i costi non indifferenti dei prodotti speciali, la controffensiva del buon senso, minano progressivamente la saldezza del già fragile castello di buste e barattoli fino al definitivo crollo. Ad un'età variabile, abitualmente non oltre il secondo anno di vita, i genitori si convincono che si può tranquillamente passare a una dieta normale, che non può essere altro che quella che loro stessi stanno seguendo. A questo punto, se hanno delle abitudini alimentari corrette, non ci sono problemi; il bambino passerà a un'altra dieta altrettanto salutare che la sua precedente. Ma se, invece, nella sua famiglia il cibo non è mai stato stimato in relazione con la salute, ma solo con la necessità di riempirsi la pancia più o meno gradevolmente, il bambino trapasserà da un regime teoricamente perfetto a uno fatalmente sgangherato. In tal caso, tutto il patrimonio di salute che aveva accantonato in mesi di pignola gestione nutrizionale gli verrà lentamente sottratto dagli anni di malnutrizione che lo aspettano. Il suo destino di adulto è segnato. A meno di una possibile autonoma presa di coscienza nel corso dell'adolescenza, mangerà male, e rischierà la sua salute, come i suoi ignari genitori. Tanto impegno, di tempo e denaro, buttato al vento.

Tutti a scuola

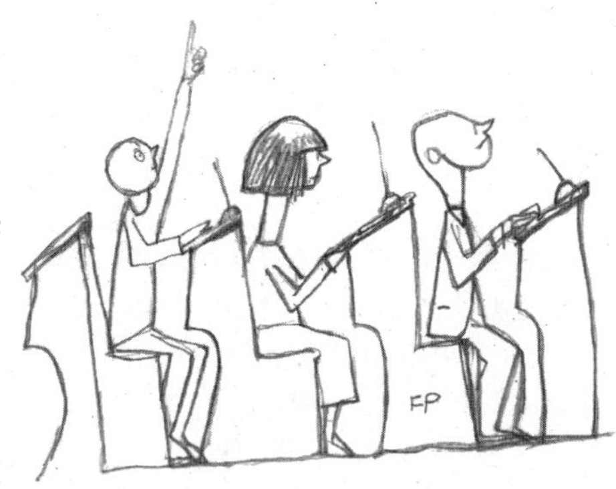

La conclusione è che voi non potete assolutamente trascurare di imparare ad alimentarvi correttamente. Come abbiamo cercato di spiegare, l'alibi che, essendo voi consapevoli di sbagliare, comunque, non permetterete mai ai vostri figli di fare gli stessi errori, non regge alla prova dei fatti. Vedremo, anzi, che i probabili conflitti che possono originare da simili propositi sono spesso causa di ulteriori problemi. Non avete vie d'uscita. Nessuno può prendere il vostro posto. Non potete piazzare due controfigure in casa ogni volta che si mangia. Né le altre possibili figure di riferimento, nonni e parenti vari, educatrici di nidi e scuole, per quanto abbiano una effettiva influenza sul comportamento del bambino, potranno mai riuscire a compensare del tutto eventuali effetti negativi derivanti dalle esperienze fatte con voi a casa. Senza contare che, poiché le vostre abitudini alimentari derivano proprio da quelle dei vostri genitori, attuali nonni del bambino, se voi avete dei problemi non potranno certo essere loro ad aiutarvi.

Questa necessità di conoscenza può sembrare strana dopo tanti discorsi sul valore della naturalità e sul rispetto del comportamento spontaneo del bambino. Ma, se ricordate, abbiamo spesso sottolineato che lo sfruttamento pieno delle capacità individuali, fisiche ed intellettuali, si realizza solo se si mantengono nell'ambiente dove si vive, si partorisce, si nutre e si educa il bambino, le caratteristiche naturali che, da tempi assai lontani, hanno accompagnato l'evoluzione della vita sulla terra, esseri umani compresi. Più semplicemente, ognuno dà il massimo nel posto che conosce meglio. Un selvaggio e un civilizzato, trapiantati ognuno nell'ambiente dell'altro, per quanto intelligenti, farebbero tutti e due rapidamente una brutta fine. Un animale selvatico in libertà, è perfettamente in grado di procurarsi il cibo e prosperare; recluso in gabbia si deprime, non si riproduce e deperisce. Gli esseri umani hanno pesantemente modificato il loro ambiente, con tutti gli innegabili e vistosi vantaggi che conosciamo, ma anche con qualche guasto poco appariscente e non per questo meno deleterio. Il guasto che qui ci riguarda è quello costituito dalle disastrose conseguenze, sulla salute, di un'alimentazione sregolata, accentuate dal prevalente stile di vita attuale, decisamente sedentario.

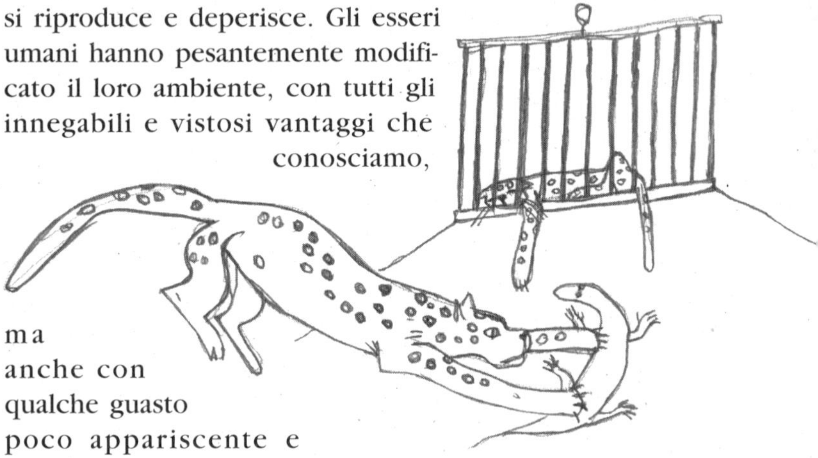

La nostra struttura fisica è fatta primariamente per muoversi. Una macchina in cui il telaio sono le ossa, il motore i muscoli, il serbatoio il fegato, i tubi della benzina le arterie, il carburatore i polmoni, la parte elettrica il cervello, il carburante quello che mangiamo. Se stiamo fermi, anche noi, come una macchina lasciata inutilizzata, ci guastiamo. Soprattutto se continuiamo a riempirci di inutile cibo che, non bruciato, sovraccarica gli organi e intasa le arterie, portando al malfunzionamento di tutto il sistema. Detto grossolanamente: infarto, ictus, diabete, tumori, etc. Tutte malattie che ci sono sempre state, ma frequenti solo in ristretti gruppi sociali privilegiati. La massa del popolo mangiava poco, pochi alimenti più a buon mercato e, per procurarseli, doveva lavorare tutto il giorno o corrergli dietro con pietre e bastoni. Si moriva a quarant'anni, di stenti, di peste, di guerre, ma non di arteriosclerosi. Sono d'accordo con voi che non è proprio il caso di fare il cambio, ma perché non dimostrare tutta la nostra superiore intelligenza, ora che sappiamo cosa è il meglio, prendendolo dove c'é?

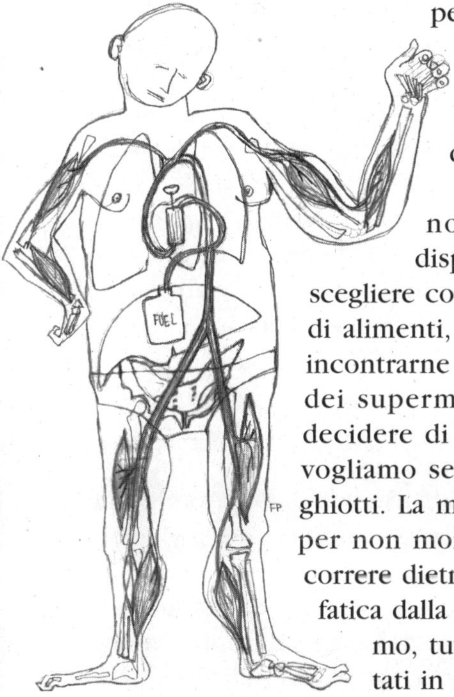

Oggi, almeno finché dura, non abbiamo problemi di disponibilità di cibo. Possiamo scegliere come vogliamo tra una infinità di alimenti, tanto che capita ancora di incontrarne di sconosciuti sugli scaffali dei supermercati. E possiamo anche decidere di prenderne la quantità che vogliamo se ne siamo particolarmente ghiotti. La maggior parte di noi, inoltre, per non morire di fame, non deve più correre dietro ai conigli né fare lavori di fatica dalla mattina alla sera. Ci muoviamo, tutti, grandi e piccoli, trasportati in automobile, in ascensore, in scala mobile. Camminare, correre, arrampicarsi, sudare di fatica, non sono più una necessità ma, ormai, un passatempo o una prescrizione medica. Per ambedue non si trova mai il tempo. I bambini poi, peggio che mai, sballottati fra le varie ondate di freddo, di caldo, di pioggia e di pedofili, è meglio che se ne stiano rintanati in casa davanti a un televisore, magari con un sacchetto di patatine in mano così stanno più buoni. I parchi gioco sono sempre pochi e lontani. Ci vuole più tempo per arrivarci di quanto non ci si resti e, ancora, tempo non ce n'è. Un residuo barlume di senso di responsabilità e la necessità di adeguarsi alle regole della sociale convivenza, impongono la frequenza, almeno un paio di volte la settimana, di quegli allevamenti intensivi di campioni che sono oggi piscine e palestre.

In questo quadro di totale sradicamento dalle condizioni ambientali in funzione delle quali ci siamo pazientemente costruiti e adattati in migliaia di anni di storia dell'uomo, dobbiamo necessariamente apportare un qualche aggiustamento all'approccio esclusivamente naturale al cibo. L'atteggiamento di mangiare quel che capita e quanto se ne vuole non è quello più idoneo alle mutate condizioni di vita attuali. Ieri, la difficoltà di trovare cibo impediva gli eccessi e obbligava alla varietà. Oggi la facile disponibilità e le pressioni sociali, come la fretta, la moda e il successo, sviliscono la frugalità e promuovono la monotonia della dieta. In più, la riduzione drastica del livello di attività fisica ci ha tolto anche il compenso alle occasionali esagerazioni festaiole. Di nuovo: fatevi insegnare i pochi principi basilari di una salutare alimentazione e utilizzateli per correggervi. Semplice ma non facile. Sradicare abitudini inveterate, di qualunque tipo esse siano, è difficile per definizione. Ci vuole tempo, pazienza e una ferma convinzione di far bene. E questa a voi non manca di certo; sapete ora che le vostre scelte possono essere decisive per la salute di vostro figlio per tutta la vita. Come abbiamo tenuto a dire, ciò non significa affatto rinunciare ad una cucina appetitosa e aderente alle tradizioni familiari e locali. Tutt'altro. Spesso la migliore qualità promuove la ricchezza e l'abbondanza dei gusti, con un guadagno finale netto. Ovviamente prima si comincia meglio è. Un ottimo momento è, per esempio, durante i corsi di accompagnamento alla nascita, quando, oltre a una forte motivazione, avete anche a disposizione, per tutta una lunga serie di incontri, personale specificamente competente.

Le fonti di informazione

Io non so dove si siano informati Candida e Tranquillo, ma sicuramente hanno escluso una delle fonti più fuorvianti in circolazione, quella travestita da rivista per le mamme. Le informazioni che vi potete reperire sono corrette fin dove non disturbano i messaggi pubblicitari, che occupano regolarmente più della metà delle pagine e che permettono a chi ci scrive di guadagnarsi da vivere. Se vi sono capitate per le mani, non può non avervi colpito questa esagerata ridondanza di inserzioni che le fa rassomigliare ai programmi delle feste paesane, dove per ogni manifestazione ci sono due pagine di sponsor. La ragione di fondo è che quel che conta di più non è il contenuto, ma la vendita dei prodotti pubblicizzati. Non che raccontino balle ma, accanto all'articolo accettabile, o in coda, o nei box, trovate l'aggiuntina che aggiusta il tiro. Schematicamente: bla, bla, bla, guardate come è facile fargli da mangiare, però, se acquistate il liofilizzato "Agnellin" o "Psalmon", andate più sul sicuro; sempre bla, bla, bla, ma come è digeribile lo stracchino, però, quant'è più magro e salutare il formaggino "Loro". E così via con l'elenco completo di quanto è inutile per i bambini, dalle creme rinfrescanti agli oli salvifici, dall'acqua miracolosa per mantenere il nasino libero, allo sterminatore di microbi inoffensivi per trattare gli indumenti, dalle tisane soporifere agli integratori per l'allattamento. L'attendibilità del contenuto viene poi rinforzata dall'abbondanza di particolari tecnici volgarizzati, tipo meccanismi fisiologici e composizioni chimiche, di cui nessuno conserverà alcun ricordo ma che, con il loro alone scientifico, tentano di estendere la loro validità anche ai consigli per gli acquisti mascherati. Lo stesso inganno viene perpetrato nella maggior parte delle trasmissioni sulla salute che sfilano sullo schermo televisivo nelle quali, come nelle riviste, l'unico risultato concreto è l'effetto pubblicitario. Stavolta il frutto della comparsata dell'insigne professore, unico titolare di una sensazionale tecnica diagnostica o chirurgica innovativa, sarà un incremento dell'affluenza nel suo reparto specialistico e, a rapida e inattesa saturazione dello stesso, nel suo studio o clinica privata.

Da questo imponente flusso di informazione, a mio giudizio, impropria, non mi sono mai aspettato nulla di positivo, e così è stato. Credo, anzi, che la confusione sia aumentata, visto l'incremento della richiesta e del consumo di vitamine, integratori, regolatori, etc. La martellante pubblicità radio-televisiva di esotiche sostanze ed eroici fermenti lattici, dai nomi evocativi di mirabolanti guerresche imprese nel nostro intestino, sono testimonianza di un pericoloso spostamento dell'interesse del pubblico verso una soluzione medico-miracolistica dei problemi di salute.

La piramide degli alimenti

Questo tipo di atteggiamento, la medicina, l'unica, quella seria di chi studia e ricerca nel nostro interesse, lo ha sempre combattuto. Non indica rimedi assoluti, perché di assolutamente certo non c'è nulla. Si sforza, comunque, di trarre conclusioni il più possibile vicine alla verità. Non sono molte, ma sono il meglio che abbiamo a disposizione, fino a prova contraria. Una di queste è la raccomandazione a nutrirsi correttamente, perché noi siamo fatti di quel che mangiamo. Per raggiungere questo obiettivo non occorre diventare specialisti. Non è questo il vostro ruolo, e non troverete qui nulla che vi ci spinga. Quello che vi serve sapere sono pochi concetti, sufficientemente grossolani da essere maneggevoli anche nelle vostre mani da apprendisti. Provare a saperne di più confonde, perché rimarrà sempre qualcosa che, da profani, non vi saprete spiegare. Sentirete, allora, la necessità di approfondire ulteriormente nei libri, magari le famigerate enciclopedie mediche, o in internet, traboccante delle più stravaganti e incontrollate nozioni sulla salute che circolino per il mondo. Non basterà ancora, perché difficilmente avrete la possibilità di interagire con la fonte per chiarire i nuovi dubbi, maledirete la vostra ignoranza e vi chiederete come facciano i medici a sapere tante cose. Per convincervi vi rivelerò un segreto: non le sappiamo. Cioè, almeno io, non le so tutte. Umanamente, so quello che mi serve nell'immediato e nelle situazioni più comuni; il resto, quando ne ho bisogno me lo vado a cercare nei libri o in internet, che sempre un libro è. La differenza rispetto a voi è che la preparazione che ho ricevuto mi permette di distinguere agevolmente i libri e i siti fasulli da quelli attendibili, e di trarne compiutamente le conclusioni. È il mio mestiere. Vi prego, non me lo rubate. Non lo dico per me, ma per voi. È pericoloso. Rischiate di essere trascinati in un vortice senza fondo. Ma, per carità, ognuno è libero di fare come vuole. Io vi ho avvisati.

Una buona esemplificazione di una alimentazione corretta è quella offerta dalla cosiddetta piramide degli alimenti. Non è proprio indispensabile conoscerla, ci basterebbe essere ancora più grossolani, ma è talmente inflazionata, che quando vostro figlio andrà a scuola la imparerà sicuramente e, su sacrosanta istigazione della maestra, ve la sventolerà sotto il naso come severo monito per raddrizzare le vostre pessime inclinazioni nutrizionali. Converrete con me che non è il caso di farsi cogliere alla sprovvista e di privarsi della soddisfazione di dimostrare che voi, di quella piramide, conoscete vita, morte, miracoli e anche il relativo faraone. Se siete pratici di internet, vi basterà digitarla in qualunque motore di ricerca e ne troverete di tutti i tipi. Altrimenti dovete immaginare una vera e propria piramide, cava al suo interno e divisa, almeno quella originale che vi propongo io per farvi fare bella figura con gli amici, in sei piani e una taverna. Ad ogni piano c'è un magazzino pieno di derrate alimentari. Più si sale, più si rimpiccioliscono i magazzini, fino ad arrivare al vertice della piramide che ospita il più minuscolo di tutti. La piramide, con i suoi magazzini, rappresenta le proporzioni, supposte corrette, fra i vari tipi di alimenti che si raccomanda di consumare quotidianamente. Il suo obiettivo è garantire che, pescando fra tutti gli alimenti, si riesca ad apportare al nostro organismo tutto quello di cui ha bisogno. Così, oggettivamente, ogni alimento diventa fondamentale, e una carota è altrettanto importante che una bistecca. Fino allo svezzamento i bambini non hanno di questi problemi perché il loro unico alimento è perfettamente equilibrato e mantiene costante la sua composizione. Ma, subito dopo, con la diminuzione progressiva della quantità di latte succhiato, i nuovi alimenti devono essere scelti in modo tale che la loro miscela garantisca non solo il suo stesso equilibrato apporto nutritivo, ma anche quello che il bambino più grande non riesce più a trovare nel solo latte, che è poi l'obiettivo nutrizionale dei cibi solidi.

Entriamo dunque nella piramide. Al piano terra, il più grande di tutti, troviamo cereali integrali e oli vegetali (oliva, soia, mais, etc.). Al secondo ortaggi e frutta. Al terzo legumi, noci, nocciole, arachidi e simili. Al quarto, e già si comincia a star stretti, pesce, pollo e uova. Al quinto latte e derivati. Al sesto, attenti alla testa!, carni rosse, burro, dolci e, novità assoluta, riso bianco, pasta e patate. Cosa ci dice, grossolanamente, questa piramide? Se proviamo a dividerla in due, vediamo che i primi tre piani rappresentano quasi i due terzi del nostro cibo quotidiano, e sono riempiti di alimenti esclusivamente vegetali. I tre piani più alti, i più piccoli, che costituiscono il terzo restante, contengono alimenti di origine animale più una quota, non proprio insignificante, di vegetali particolari, quelli senza scorie fibrose. Una dieta, quindi, con una quota prevalente di alimenti di origine vegetale intorno al 70%. Ancora più grossolanamente, tanto per colpire il problema al cuore, possiamo affermare che la tanto osannata e sostanziosa carne, rossa o bianca, non dovrebbe superare le due tre porzioni alla settimana, per lasciare un posto al pesce e uno alle uova.

Se vi state lamentando, avete perfettamente ragione.

Quando ero bambino, ci piangevamo addosso, o meglio ci convincevano a farlo, perché l'Italia era il paese europeo dove si mangiava meno carne. Ora che ci siamo messi in pari ci vengono a dire che abbiamo sbagliato e dobbiamo tornare indietro. Solo perché, nel frattempo, si è capito che troppa carne fa male, e quello che fa bene è mangiare pane e pasta, preferibilmente integrali, molte verdure e legumi, e condire con olio d'oliva. E l'hanno chiamata "dieta mediterranea". Non proprio perché fosse diffusamente praticata dalle nostre parti, ma solo perché i suoi prodotti chiave hanno l'area dei paesi mediterranei come principali produttori. L'unica specificità del bambino, in questa impostazione, è il vantaggio che può avere dal latte fino ai due, tre anni. Non è strettamente essenziale, perché può essere ben rimpiazzato da una scelta attenta degli altri alimenti, ma comodo sì. D'altra parte, in un contesto naturale, preservato dalle tante aggressioni descritte, un bambino allattato al seno prende tranquillamente e vantaggiosamente il suo latte fino ai due, tre anni di vita. Contrariamente alle malelingue, il latte umano resta indiscutibilmente, a vita, il migliore alimento disponibile sul mercato. Possiamo prenderlo come modello anche in questo caso.

In complesso, nulla di particolarmente complicato da capire e realizzare, tranne le citate comprensibili difficoltà a sbarazzarsi dei vecchi amori di cucina. Può aiutarvi, oltre al vostro senso di responsabilità, anche il fatto che il nostro organismo non è così pignolo come la piramide degli alimenti sembrerebbe suggerire. Un solo errore, anche grossolano, lo ammortizza bene. Un piccolo errore, anche sistematico, lo stesso. Quello che a lui interessa è che non si facciano errori grossolani e sistematici insieme. Altrimenti dovremmo aspettarci problemi da ogni piccola deroga dalle raccomandazioni ufficiali. E, oltre che inutile, è praticamente impossibile riuscire ad attenersi ad esse con precisione e continuità. In pratica l'errore grossolano sistematico è rappresentato dall'esclusione totale, o quasi, dalla dieta, di più di una delle categorie di alimenti immagazzinate nella piramide. Ad esempio, la dieta vegetariana semplice, cioè con esclusione della sola carne, di terra, mare o cielo, non comporta alcun rischio di carenza nutrizionale. Se si esclude, invece, ogni cibo di origine animale, compreso il latte e le uova, come nella dieta"vegetaliana", i nutrizionisti raccomandano cautela agli adulti e la sconsigliano vivamente a un organismo in crescita come quello del bambino.

Detto questo, detto tutto. Ognuno farà le sue scelte. Di più non serve sapere. Rifuggite dall'addentrarvi nel groviglio di dati su proteine, vitamine, sali minerali, grassi nobili e ignobili, antiossidanti, antiruggine e così via. Non perdete tempo ad ascoltare chi ne conciona da qualunque pulpito. I piccoli particolari vi rovineranno la vita come, ad una certa età, notare le troppe rughe sul viso dei propri cari; meglio togliersi gli occhiali. Preoccupiamoci solo di mantenere una sufficiente varietà della dieta, pretendiamo che quel che si compra sia controllato da chi di dovere e non roviniamo gli alimenti con una pessima cottura.

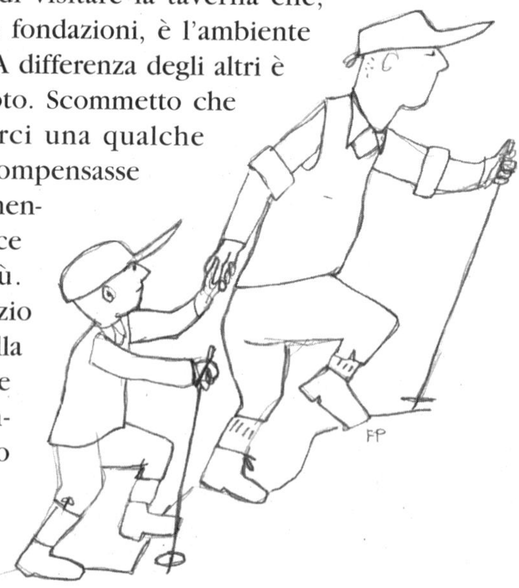

Dopo tanto girare per i piani della piramide ci siamo dimenticati di visitare la taverna che, facendo parte delle fondazioni, è l'ambiente più ampio di tutti. A differenza degli altri è completamente vuoto. Scommetto che speravate di trovarci una qualche sorpresina che vi compensasse dello scombussolamento precedente. Invece è molto di più. Rappresenta lo spazio riservato e dovuto alla attività fisica, quale componente essenziale del nostro benessere. Per essenziale si intende proprio che non se ne può fare a meno, pena lo squilibrio del sistema. Nell'economia generale dei vari apparati è previsto che si consumino calorie con l'attività muscolare. Se questo non avviene si accumula grasso, e questo fenomeno è tollerato senza danno solo se non supera determinati livelli, oltre i quali ci si ammala. Se cerchiamo di non ingrassare solo introducendo meno alimenti, siamo costretti ad arrivare a quantità così ridotte da mettere a rischio l'apporto di sostanze nutritive essenziali. Quindi, dobbiamo muoverci, senza fanatismi, ma regolarmente.

E chi non beve con me...

Finalmente possiamo uscire definitivamente dalla piramide. Guarda guarda che ti troviamo! Il vino. Beh, abbiamo fatto un buon lavoro e ce lo meritiamo un buon sorso. Chissà perché è stato lasciato fuori. Sarà perché ci occupiamo di bambini e le bevande alcoliche non sono certo indicate a quella età. Anche se, veramente, l'eccesso di alcol etilico non è raccomandabile a nessuna età. Mentre una quantità moderata, soprattutto di rosso, pare che faccia decisamente bene, sia per quel poco alcol che c'è, sia per alcune sostanze dal nome molto strano, che vi risparmio, che

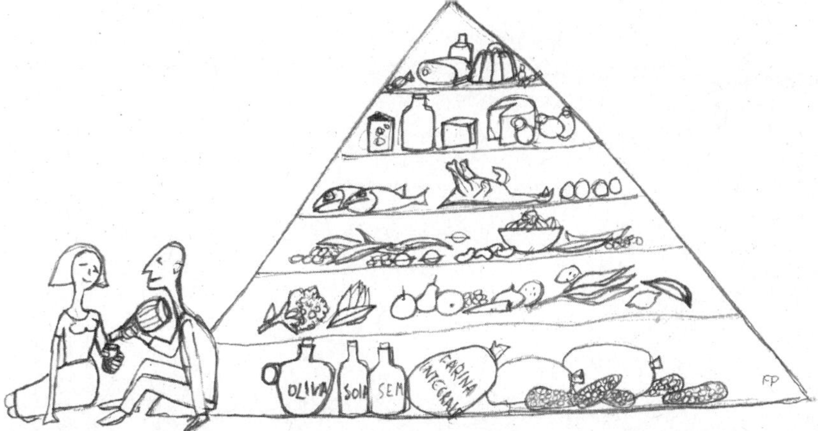

sarebbero benefiche per le arterie. Sempre quelle benedette arterie. Il bambino, fortunatamente, le arterie, se lo abbiamo nutrito bene, le ha perfettamente sgombre e, quindi, il sorso di vino rosso glielo possiamo risparmiare. Meglio per noi. Ma, se ce lo chiedesse, che dobbiamo fare? C'è chi ha dimostrato che proibire non fa altro che aumentare il rischio di generare una pericolosa attrazione e consiglia, perciò, di concedere senza concedere, tipo un dito solo inumidito di vino, come anche di caffé, se capita. Insomma ti accontento, non criminalizzo ipocritamente una tradizione culturale, non ti faccio del male, e ti trasmetto delle regole di vita. Considerato che ben più alcol si trova in alcuni dolci industriali e in alcuni farmaci, potrebbe non essere una cattiva idea per insegnare consapevolmente l'autocontrollo. Fate voi. Io non vi ho detto niente.

Per qualche grammo in più

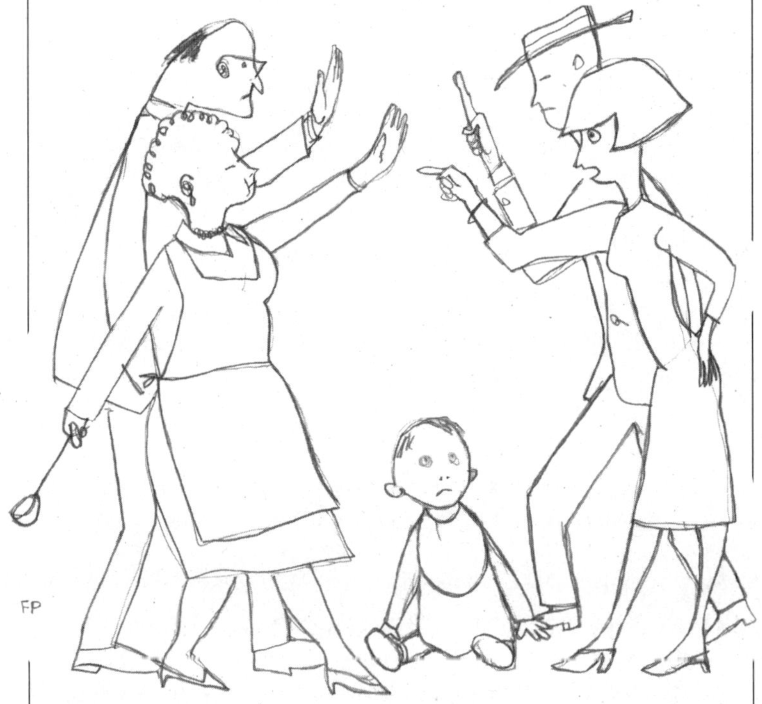

Candida - Mamma! Papà! Che fate qui? Ma che sta succedendo?

Nonni - Lo vuoi proprio sapere?

C - Certo che lo voglio sapere! Che state combinando? Anche tu, papà, ti ci metti ora?

N - Soltanto tutto quello che non fai tu.

C - Ma siete completamente impazziti? Parola mia, non ci posso credere. Dammi qua quel maledetto piatto. Grazie della collaborazione, che ora ci penso io.

N - Sì, fallo morire di fame!
C - Io lo faccio morire di fame? Con me mangia senza far storie.
N - E lo chiami mangiare? Non so come fa a reggersi in piedi.
C - Mangia quel che gli serve e alla svelta, grazie a Dio.
N - Per i tuoi comodi, certo. E a lui non ci pensi? Ha bisogno di roba di sostanza, adatta a un bambino, non la lasagna ai funghi, e pure avanzata, per giunta!
C - Ecco perché vi ho beccato a quest'ora! L'hai fatto mangiare prima. Che gli hai preparato, che non ci ho neanche guardato? Ma che diamine! Mamma! Che è 'sta roba? Hai ricomprato l'omogeneizzato! Ma io dico se mi devo trovare in questa situazione!
N - Tu, Candida, ci sei diventata grande e grossa con gli omogeneizzati. Ti puoi lamentare? E te li ho dati finché è stato necessario.
C - Ti sarai dissanguata, perché ne ho ancora un vivido ricordo.
N - Ai miei tempi non ci si pensava. Io per te ero pronta a fare qualsiasi sacrificio. Non è come oggi che fate i genitori moderni e ci manca poco che lo fate mangiare nella ciotola del cane.
C - Ah! Se è per questo ci ha già provato. Anzi, ci deve anche essere riuscito perché l'ho visto tutto soddisfatto.
N - Tu mi vuoi far scoppiare! Ma non ti rendi conto della responsabilità che hai nei confronti di questa creatura?
C - Più di quanto tu non creda. Altrimenti non starei qui discutere con te. E tu, papà, metti via quei sonagli. Stavolta ti sei portata l'aiuto, eh?
N - Ho fatto solo il mio dovere, e lui il suo. Almeno, dopo che ti dà sempre ragione, si rende conto anche lui di come stanno le cose. I bambini ti possono mandare fuori di testa.
C - Comincio a crederci anch'io, dopo averlo visto con un sonaglio per mano e la pentola in testa, a ululare e saltella-

re come un orso alla fiera.
N - Tuo figlio è come te da piccola. Se non si fa così non mangia. A te, ti ci voleva sempre anche più di un'ora per finire, masticavi con una lentezza esasperante, con quel boccone che stava sempre lì, e io a raccontarti che erano tanti cavallucci che saltavano in bocca, ma alla fine la aprivi e amm uno per la mamma, e amm uno per papà, e amm uno per ...
C - Ti bastavano tutti gli inquilini del palazzo, mamma? O scoppiavo prima?
N - Tu prendi in giro tua madre, mi raccomando. Lo so io quello che ho sofferto per farti crescere. Eri così minuta, sempre sotto peso, ti si contavano le costole, e così vivace, ribelle. L'unico modo per farti mangiare qualcosa era distrarti con i giochi, le canzoncine, la televisione..
C - E una mandria di cavallucci.
N - Sì, i cavallucci. Ridevi sempre con i cavallucci. Eri così carina, con le fossette e i boccoli biondi, e...
C - Sì, e ho imparato a mangiare i tartufi da sposata. Bel risultato! Adesso non ti mettere pure a piangere! Senti mamma, non è che ti voglia rimproverare, io ti voglio bene e ti capisco, ma le cose sono un po' diverse oggi. Ho anche cercato di spiegartelo, ma tu non mi ascolti nemmeno. Tu sei convinta di ottenere qualcosa in questo modo, ma me lo confondi e basta.
N - E ci mancherebbe pure che mi rimproverassi. Dopo che sto qui ai tuoi comodi.
C - Ai miei comodi? Ma che dici? Se spendo un capitale per la babysitter, con quel dannato asilo che mi chiude il sabato. Già! Ma dov'è la babysitter? Non l'avrete mandata via?
N - Tanto non sa far niente. Li ho trovati a tavola con lei che si ingozzava e lui che guardava le lasagne come se fossero trasparenti.
C - E allora hai pensato bene di rimediare. E scommetto che ti sei portata tutto dietro. Era un colpo premeditato.

N - Io l'avevo capito da un pezzo che il bambino era diventato inappetente e svogliato. Già dal giorno del compleanno. Ma credevo che fosse l'effetto della confusione. Invece ha continuato, e siccome so che a te non importa nulla, non me ne potevo certo stare senza far niente e vederlo deperire. Ho provato a fare qualcosa.

C - Ma allora eri proprio tu ai giardini che gli correvi dietro con il cucchiaio in mano e lo yogurt! E io che quando me l'hanno detto non ci volevo credere!

N - Be', che c'è di male a preoccuparsi del proprio nipote? Sono la nonna, no?

C - Ma ti pare che io sia così incosciente da non preoccuparmi se qualcosa non va?

N - Non ho detto questo. Voglio solo dire che non gli dai il giusto peso. Io ho più esperienza di te e ne ho viste troppe di situazioni trascurate e finite male. I bambini lo fanno di perdere interesse per il cibo, si stancano, hanno bisogno di cambiare, bisogna stargli dietro, provare, perderci tempo.

C - Tu ne devi aver perso parecchio per preparare tutta questa roba che hai lasciato in cucina.

N - Sono solo due tre cosette digeribili che gli piacciono di sicuro.

C - Lo vedo quanto gli piacciono. La prima è ancora tutta sul piatto. E sarà un'ora che stai qui a provare

N - Non è vero! Sono solo quaranta minuti.

C - E tu ti credi di comprarlo con un menu degustazione? Ti garantisco che, in questo campo, è molto più intelligente di noi. Ascolta, quando ha fame veramente, un piattone di roba se lo finisce in dieci minuti, e guardalo ora, ha ancora il primo boccone parcheggiato sotto la guancia.

N - Perché è un farabutto, e lo fa apposta. Ma il modo di fregarlo io lo trovo, come fregavo te.

C - Mamma, da quello che ho imparato osservando qualche povera disgraziata delle mie amiche, dubito che tu possa aver fregato me e che possa fregare lui. Se ci proviamo, ti assicuro che ci freghiamo da sole.

I mesi passano...

... e i figli crescono

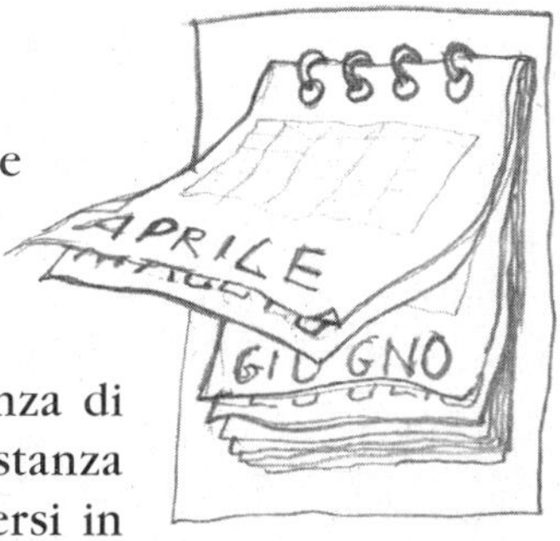

Dobbiamo proprio riconoscere che Candida e Tranquillo, nel bailamme di ricette, letture, consigli, che li ha avviluppati, fin dall'inizio della loro esperienza di genitori, se la sono cavata abbastanza bene. La loro capacità di rimettersi in carreggiata ad ogni sbandata è stata veramente encomiabile. Le cose, di solito, vanno diversamente. La spirale di errori in questo campo è difficilmente controllabile e una volta partita è raro che si dissolva del tutto, o si arresti in breve tempo. La mamma di Candida, nonostante abbia sicuramente avuto l'opportunità di discutere con la figlia, e ridefinire in chiave nuova i vari aspetti riguardanti l'alimentazione del nipote fin dall'allattamento, non riesce a liberarsi dai lacci della sua passata esperienza. Il ricordo vivo delle difficoltà sofferte e l'involontaria ammissione dello scacco subito, non bastano a scuoterla e a consentirle di ammettere che, probabilmente, la sua strategia è stata perdente. Nessuna madre sarà mai disposta a riconoscere, su due piedi, di aver fallito su un terreno così sensibile e primordiale, così intrinseco al suo ruolo, neanche di fronte ai ragionamenti più solidi e lineari. L'unico modo per salvarsi da questa trappola è non caderci. E per non caderci, al solito, bisogna informarsi, o essere nati in altra epoca.

Quel che può capitare, neanche tanto di rado, è che un bambino ben avviato lungo il suo percorso di integrazione alimentare, cominci a dar segno di non gradire più la stessa quantità di alimenti su cui si era stabilizzato. In pratica non finisce più le sue consuete porzioni, poi lascia sempre di più e infine, occasionalmente, salta anche il pasto. Capirete che, in un clima di obbligo contrattuale al rispetto delle porzioni raccomandate, questo rappresenta una vera tragedia. Se il bambino stesse male sarebbe perdonato, anche se non assolto. Dato che invece sta benissimo, l'immediata spiegazione è che, come tutti sanno e dicono, corrotto dagli agi e dagli eccessivi riguardi, gli sia venuta a noia la cucina di casa e intenda, con il suo rifiuto, comunicare la sua aspirazione a una dieta un tantino più interessante. I febbrili tentativi che ne seguono, di regola, sortiscono un effetto transitorio, sostenuto per lo spazio di un pasto o due dalla curiosità, per poi ritrovarsi daccapo. Si cercano ovunque ricette innovative, che riescano a minare la resistenza del bambino. Le nonne, poverine, sono in prima fila, seguite da amiche, vicine di casa e chiunque abbia un minimo di esperienza nel campo. Il bambino magari mangia, ma sempre poco e, potendo scegliere, solo una gamma ristretta di alimenti ritenuti i suoi preferiti. Purché mangi, che mangi quel che vuole. La serie, prevedibile, di insuccessi comincia a impensierire. Sarà anche un viziato e un capriccioso ma, se continua a non mangiare, c'è di che preoccuparsi. Può smettere di crescere, si debilita, deperisce e, ma non si osa mai dirlo, non si vive senza mangiare. Si conclude, allora, che è malato di quella comune malattia infantile, che si manifesta solo ai pasti, chiamata inappetenza. Non si tenta neanche di spiegare perché il bambino, apparentemente sano, non cerchi più da mangiare come prima. Semplicemente, si sa, i bambini lo fanno, ancora non capiscono, e sono gli adulti responsabili che devono decidere, come in tante altre situazioni, perché, "se dipendesse da lui, non mangerebbe mai".

Quattro salti in famiglia

Non essendo bastate le lusinghe gastronomiche si passa ai trucchi. Si mette lo zucchero nelle portate, si alterna un boccone di cibo gradito a uno di cibo sostanzioso, si preparano pastoni stracarichi di nutriente e appetitoso parmigiano, si trasforma gradualmente il pasto in un gioco, fino a rappresentare una vera commedia musicale, interpretata dai vari parenti, amiche, vicine di casa, tipo pasto del Re Sole, convinti di poter abbindolare quel povero incosciente.

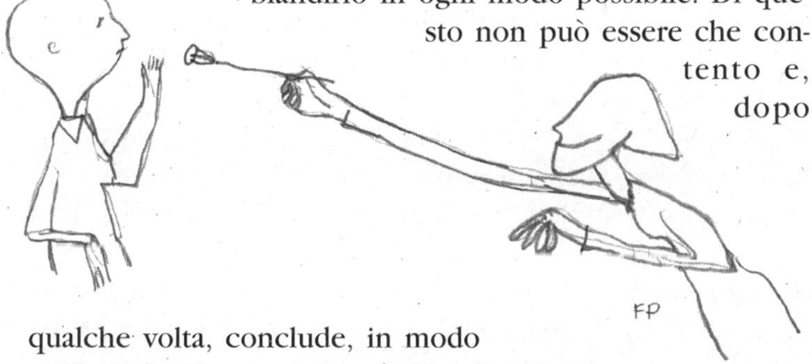

Che tutto sarà, meno che povero incosciente. Sempre che, fino a quel momento, siano state solo rose e fiori; di fronte a un comportamento dei suoi familiari così mutato, incoerente e irrazionale, il supposto irresponsabile è quanto meno sconcertato, se non francamente in allarme. Li vede ogni volta, in relazione al pasto, agitarsi, far moine, blandirlo in ogni modo possibile. Di questo non può essere che contento e, dopo qualche volta, conclude, in modo molto infantile, ma non può fare diversamente, che sia una bellissima novità che, si augura, continui ad associarsi ad ogni pasto. Sapete come sono fatti i bambini, se poco poco li abituate a qualcosa poi non la vogliono più mollare, addirittura la pretendono. E proprio così avviene. Lui continua a mangiucchiare come prima, né più né meno, tutto contento dello spettacolo, e felice che anche i suoi familiari si divertano così tanto. E a vedere il quadretto da fuori, chi potrebbe negarlo? Non date retta a chi attribuisce la responsabilità di tutto questo impegno imprenditoriale artistico ad assurde pretese del bambino. Lui non può rendersene minimamente conto ma, se ne fosse capace, probabilmente si chiederebbe che diamine sia successo ai suoi, per indurli a fare tanta fatica e baccano per convincerlo a mangiare quello che avrebbe ugualmente mangiato, senza che nessuno si disturbasse. In pratica fa, fiducioso e remissivo, solo quello che gli viene chiesto.

La guerra civile

Ma non dura, perché per la famiglia, comprensibilmente, ancora non va. Qualcosa si ottiene, ma non basta placare le ansie, rinforzate dalle conferme di inadeguatezza che possono venire dalla consulenza di qualche esperto. Si tenta di tappare le ipotetiche falle nutrizionali con alimenti industriali supervitaminizzati, fantomatici ricostituenti, fermenti lattici, integratori naturali, persistendo comunque negli sforzi tesi a far crollare il nemico. Sì perché, alla fine, è proprio questo il rischio; che il bambino venga visto come un irriconoscente, un traditore, un amorale, un bieco consapevole aguzzino di tutti quelli che gli vogliono bene. Non lo si dice o, se si dice, lo si fa celiando, ma i fatti sono coerenti con i pensieri. Cominciano le minacce, le forzature, i vomiti, i pianti di madre e figlio, i rimpalli di colpe e le liti di padre e madre (e nonne), e il problema cibo pervade tutta la vita familiare. Ci si sveglia il mattino chiedendosi se il bambino quel giorno mangerà, quando lo si va prendere al nido la prima e unica cosa che si chiede è se e quanto ha mangiato, il marchio di ignominia che si porta addosso connota negativamente tutto quello che fa, finché nel pasto serale si scaricano tutte le tensioni della giornata, e si va dormire arrovellandosi sulle possibile strategie da utilizzare l'indomani. I bambini avvertono chiaramente l'ostilità nei loro confronti. Un po' si spaventano, un po' si ribellano. Non potendo digiunare, l'istinto di sopravvivenza è ancora troppo forte, si abituano a mangiare il minimo indispensabile, con una scelta risicata di alimenti, bizzarra e spesso del tutto inadeguata, frutto del puro caso. La pasta è quella che ha la maggior probabilità di salvarsi, per la semplice ragione che arriva per prima e gode perciò del privilegio di soddisfare quel poco di appetito che è rimasto. E va ancora bene se è la pasta preparata per tutti, perché capita anche che il bambino, nella incolpevole confusione in cui si trova, pretenda e ottenga una pasta speciale, semi cruda o stracotta, bianca o verde, solo spaghetti o solo quella di nonna, e così via. Per quanto riguarda il resto, giace miseramente sotto l'immensa pila di macerie della piramide, con rari ritrovamenti, e con l'eccezione dei dolci che, essendo anch'essi, come la pasta non integrale, immagazzinati all'ultimo piano, hanno qualche probabilità di essere individuati e scelti. Il tenace attaccamento al seno o al biberon salvano la baracca per il rotto della cuffia.

Il reduce

Questo è il drammatico effetto della vera e propria guerra che è stata dichiarata e di cui, come il solito, tutti si danno reciprocamente la colpa. Un regime dietetico scombinato, oneroso, sfiancante, che illude la famiglia perché permette comunque una crescita quantitativa apparentemente normale. Ma, poiché gli errori sono sistematici e grossolani, la crescita sarà qualitativamente bacata, e con scarse probabilità di recupero, vista la decisa persistenza delle abitudini alimentari acquisite in età evolutiva fin nell'età adulta. Una testimonianza di questo lascito sono le tante avversioni verso particolari cibi, come il formaggio o le verdure a pezzi, che gli adulti riportano come costituzionali e inspiegabili, solo perché non possono ricordare le tante battaglie combattute su quei campi da bambini. Così come la diffusione della stitichezza legata alla rarità di ortaggi e legumi sulla nostra mensa. Nel quadro descritto le verdure, poverine, rappresentano la vittima designata perché non essendo, al contrario della pasta, cibo nazionale, né così di sostanza come è doveroso nei confronti di un bambino deperito, arrivano in tavola sempre per ultime, quando ormai non c'è più un briciolo di appetito e il corpo a corpo è più cruento. Chi mai potrebbe amarle con simili esperienze? C'è chi si è preso il disturbo di dare dignità scientifica a queste conclusioni intuitive, mettendo alla prova in varie sperimentazioni, con un po' tutti i tipi di alimenti, i due diversi stili, quello di completa fiducia nel bambino e quello coercitivo, diciamo così, paternalistico. I risultati, ancora una volta, danno ragione ai bambini e ai genitori autorevoli, e non a quelli autoritari. I bambini, non forzati, mangiano volentieri ortaggi e legumi di tutti i tipi, fino a diventarne golosi, come con qualunque altro alimento. Destino simile per la frutta, che arriva ancora dopo, e che ha, sì, il vantaggio di essere dolce ma non abbastanza da convincere un bambino super sazio. Ecco allora il trucco: niente da masticare, solo da bere o da succhiare (oh che bei ricordi del tempo che fu!), e con la proditoria aggiunta di tanto, tanto zucchero, che farebbe vomitare anche un'ape. Se poi mescoliamo il latte, o lo yogurt, con la frutta zuccherata, e magari, crepi l'avarizia!, anche qualche bifidus strabiliensis, lo freghiamo su tutta la linea, nel senso che finiamo di rovinargli la salute. I genitori, un po' frettolosi e ingannati da una pubblicità fraudolenta, pensano addirittura di far bene. In realtà, senza farla troppo lunga, da lì al cibo spazzatura, il passo è breve.

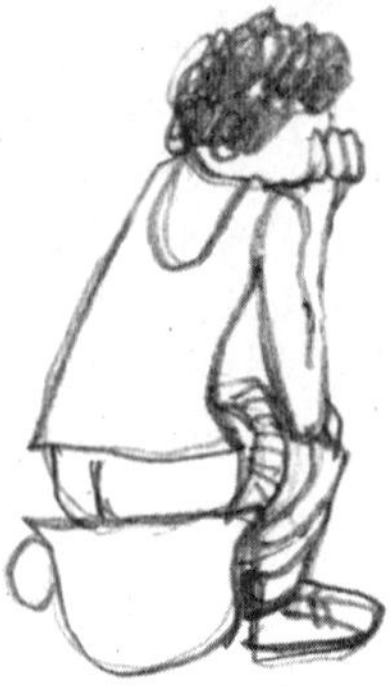

Quello che ho descritto, basandomi sulle storie raccontate da genitori come voi, è sicuramente lo scenario peggiore, ma non crediate che sia tanto raro. Spesso, nello scambio di idee fra mamme, la gravità della situazione è solo adombrata. Si presenta il proprio caso alle amiche per avere un aiuto, ma senza aver l'aria di chiederlo, ed evitando di far emergere il profondo disagio vissuto. La reale diffusione del problema è dimostrata dalla così frequente affermazione delle mamme che i loro figli non sono quasi mai interessati al cibo, a meno che non si tratti, appunto, del cosiddetto cibo "spazzatura". Tutti aspiranti suicidi dunque? Tutti emeriti incompetenti? O tutti incomprensibilmente malati?

L'appetito

Non è pensabile che un bambino, che fino a quel momento, diciamo dieci/dodici mesi, si è nutrito sempre volentieri, ha apprezzato qualunque cibo ed è cresciuto regolarmente, possa decidere,

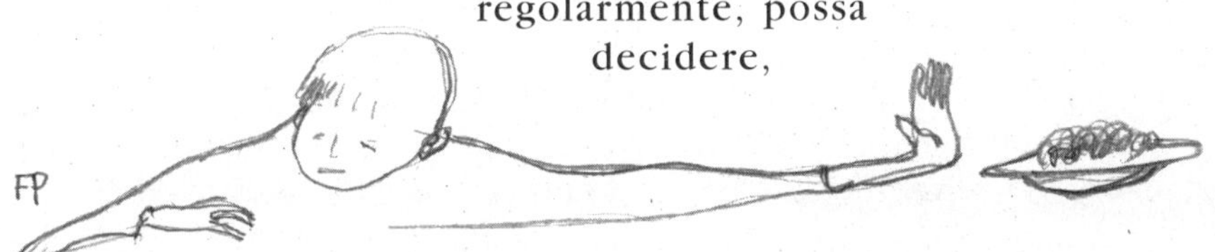

allegramente e senza ragione, di farsi del male digiunando. Né può, se digiuna perché è ammalato, non presentare alcuna manifestazione dello strano morbo, visto che tutti si chiedono stupiti come faccia a essere così pimpante. La ragione ci suggerirebbe, un po' timorosa del pensiero comune, che proprio il fatto che la sostanza, e non solo l'apparenza, è di uno che sta bene, non è possibile né che sia ammalato, né che stia digiunando. E neanche che stia mangiando poco come le mamme disperate che consultano il pediatra si affrettano a precisare quando la bilancia, impietosamente, le smentisce. Ma abbiamo già ricordato quanto sia difficile ragionare quando si è in preda all'ansia. Se fosse facile, le mamme non si porrebbero neanche il problema.

Se non diminuisce di peso e appare in buona salute, la conclusione più probabile è che il bambino stia facendo la scelta giusta, mangiando esattamente quanto effettivamente gli necessita. Mangiare è indispensabile per la sopravvivenza, come bere e respirare; ma nessuno si sogna di andare a sollecitare un bambino a respirare e bere di più. Ci fidiamo. Saprà allora far bene anche mangiare. Una conferma di ciò viene, sempre nello studio del pediatra, dalla constatazione che la crescita in altezza procede regolarmente. Ci sarebbe, dunque, una dissociazione tra le due crescite, come se si stesse realizzando un rimodellamento verso una figura più snella. Se convenite con me che un bambino, così come è proporzionato nel primo anno di vita, se fosse alto quanto voi, non susciterebbe più sentimenti di tenerezza e protezione ma orrore e repulsione, invece di preoccuparvi, ringraziereste il cielo dell'intelligenza di questi mutamenti.

Già dal quarto quinto/mese inizia una progressiva decelerazione nella velocità di crescita. Il peso, l'altezza e la circonferenza cranica continuano ad aumentare, ma con incrementi mensili sempre minori. Nel caso del peso, che è il parametro più comunemente ansiogeno, il rallentamento verso la fine del primo anno può trasformarsi addirittura in un arresto. Poiché questo si verifica, di regola, nei lattanti più paffuti, quelli dei quali non si è fatto altro che esaltare la voracità, il triplo mento e la ciccia soda, la delusione sarà ancora più cocente. Quello che dovrebbe essere sottolineato come una salutare svolta fisiologica, viene invece vissuto come una catastrofe. Se questo non avviene entro il secondo, massimo terzo anno di vita, allora sì che ci si deve preoccupare; si affaccia all'orizzonte la minaccia del sovrappeso e dell'obesità. Tutto è tenuto sotto controllo dal cervello, il quale elabora le informazioni che gli arrivano dai vari organi, riserve di grasso comprese, e regola di conseguenza il grado di appetito necessario. Quello che vorrei sottolineare è che noi diamo per scontato questa capacità nell'adulto, e la neghiamo al bambino. Nel caso specifico dei bambini allattati al seno questa incoerenza è ancora più sorprendente. Gliela concediamo pienamente finché prendono solo latte, al punto che oggi ci siamo definitivamente liberati della schiavitù della bilancia, e gliela sottraiamo quando prendono latte e cibi solidi. Ci siamo fidati ciecamente di un neonato, stereotipo della fragilità e dell'inadeguatezza, e diffidiamo, altrettanto ciecamente, di un bambino di un anno. Un po' come se ci fidassimo più di lui che di un adulto. Per aiutarvi a vincere i vostri pregiudizi voglio raccontarvi una storia di settanta anni fa, in cui ritroverete molto, se non tutto, di quello che vi ho esposto finora.

I bambini di Clara Marie Davis

C'era una volta, nel lontano 1928, una pediatra statunitense di nome Clara Marie Davis che, confidando molto di più nei bambini che nei pediatri, si mise in testa di verificare con un esperimento se potessero avere una capacità precostituita di selezionarsi da soli una dieta nutrizionalmente corretta. Si trovò nella possibilità di occuparsi di alcuni bambini abbandonati e decise di osservarne il comportamento di fronte al cibo in condizioni ambientali ben definite. Scelse quindici bambini da sei a undici mesi che, fino a quel momento, si erano nutriti solo con latte e, per almeno quattro volte al giorno, li mise davanti ad una tavola dove, ciascuno su di un piatto diverso, erano visibili, a rotazione in quattro occasioni quotidiane, trentacinque alimenti elementari. Si trattava di acqua, sale, latte, farine integrali, carni, ortaggi, frutta, senza alcuna mescolanza fra di loro. Niente zucchero, burro, formaggi né cibi industriali. I bambini erano assistiti da infermiere che porgevano loro il cibo solo quando essi dimostravano uno specifico interesse e glielo introducevano in bocca solo se veniva spontaneamente aperta. Quando smettevano di

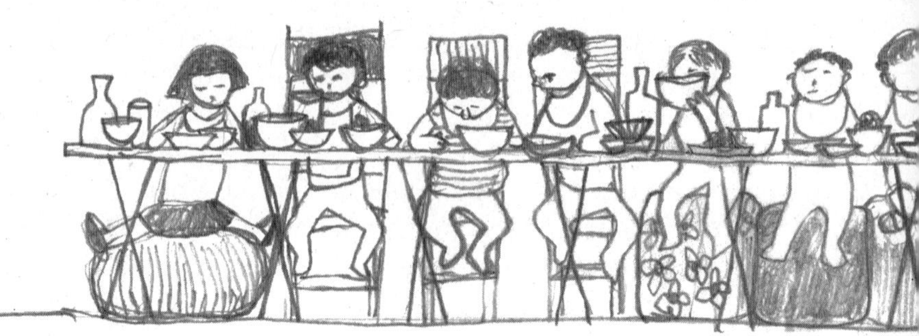

mangiare si sparecchiava. Vedendoli mangiare l'impressione era di un totale caos, con scelte francamente assurde, pasti tipo "mezzo litro di succo d'arancia e fegato o qualche uovo, banane e latte", e ognuno con una selezione diversa dall'altro, che avrebbero tutte fatto rizzare i capelli agli esperti di nutrizione dell'epoca. Anche come quantità di cibo assunto, ogni pasto era diverso dall'altro, e ogni giorno faceva discorso a sé. La maggior parte di loro fu seguita e controllata da diversi specialisti per almeno quattro anni, e per tutto quel periodo i bambini apparvero felici e in ottima salute. Nessuno ingrassò, nessuno dimagrì. Nessuno soffrì mai di stitichezza. L'analisi accurata di ciascuna dieta dimostrava sistematicamente, facendo la media, pur nell'apparente confusione, un equilibrato apporto di sostanze nutritive, con un idoneo e sempre spontaneo adeguamento man mano che i bambini crescevano.

La conclusione è fin troppo chiara. I bambini possiedono, fin dalla nascita, la capacità di regolare il proprio appetito in funzione dei reali bisogni del proprio organismo. E questo ce lo dimostrano immancabilmente i bambini allattati al seno che, pur nella variabilità delle singole poppate, nello stesso giorno e in giorni diversi, assumono sempre la quantità necessaria a una crescita normale. Al momento del passaggio alla dieta mista, quando non c'è più la garanzia di un

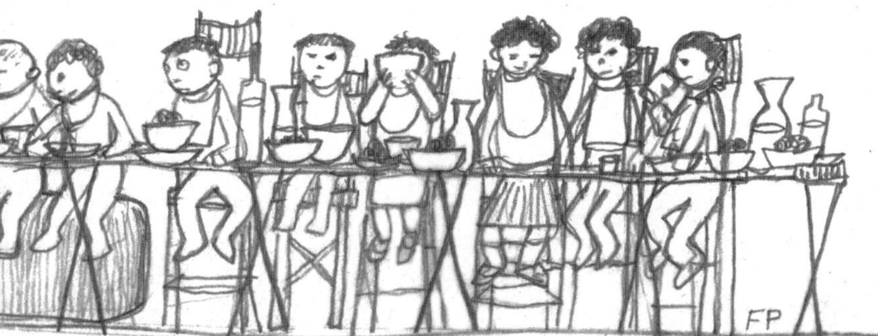

equilibrio perfetto delle varie sostanze nutritive assicurata dal latte, lo specifico appetito per ciascun tipo di alimento si rivela capace di assicurarlo ugualmente, con un margine di errore trascurabile. Dobbiamo solo aver chiaro quello che la ricercatrice ha chiamato scherzosamente il suo trucco, e cioè scegliere noi gli alimenti da presentare al bambino. Il resto lo farà lui.

Probabilmente, in una situazione del tutto naturale i bambini otterrebbero gli stessi risultati anche senza il nostro aiuto, ma non possiamo assolutamente esserne sicuri in un contesto diverso, irto di condizionamenti, come l'attuale. La pubblicità tendenziosa associata ai programmi televisivi per bambini, il cattivo ma potente esempio dei compagni, la naturale predilezione per il dolce così spesso presente sulla sua strada, sono, almeno fino a prova contraria, presunti fattori di rischio. Pensate che la stessa Davis aveva messo in programma uno studio che risolvesse questo dubbio, ma ne fu impedita dalla mancanza di fondi dovuta alla grande depressione economica del 1929. Dato che a noi piace stare con i bambini, non faremo alcuna fatica a impegnarci a essere sempre per loro di buon esempio. Atteniamoci, quindi, alla raccomandazione conclusiva di Clara Davis: che ai bambini venga sempre consentito di scegliere gli alimenti dalle mani dei propri genitori, come, storicamente, è sempre avvenuto.

La media

Non ci resta ora che mettere in pratica quello che abbiamo imparato, con il vantaggio che noi, non dovendo più dimostrare nulla a nessuno, possiamo fare a meno della bizzarra parata di trentacinque portate dell'esperimento. Sapevamo già cosa è bene assortire sulla tavola dopo la nostra visita alla piramide degli alimenti; sappiamo ora che possiamo e dobbiamo lasciare ogni decisione su quanto mangiarne ai nostri bambini; come sarà mai possibile sbagliare? Il fatto è che il diavolo è sempre lì, anche dopo che gli abbiamo tagliato la testa, pronto a metterci la coda.

Nel caso di Candida, la coda del diavolo è andata a stuzzicare le sopite inquietudini della nonna, risvegliando la sua lontana e sofferta esperienza di giovane mamma. In situazioni in cui i genitori non hanno maturato solide certezze, l'entrata in gioco di personaggi autorevoli come le nonne, forti anche, nel caso in cui la figlia lavori, di deleghe decisive nell'economia della giovane famiglia, rischia di spostare nettamente gli equilibri a sfavore del bambino. Se invece, come Candida, avete ormai le idee chiare e riuscite a vedere oltre il velo delle vostre legittime ansie, tirate diritto, perché siete nel giusto, ma fatelo senza sarcasmi

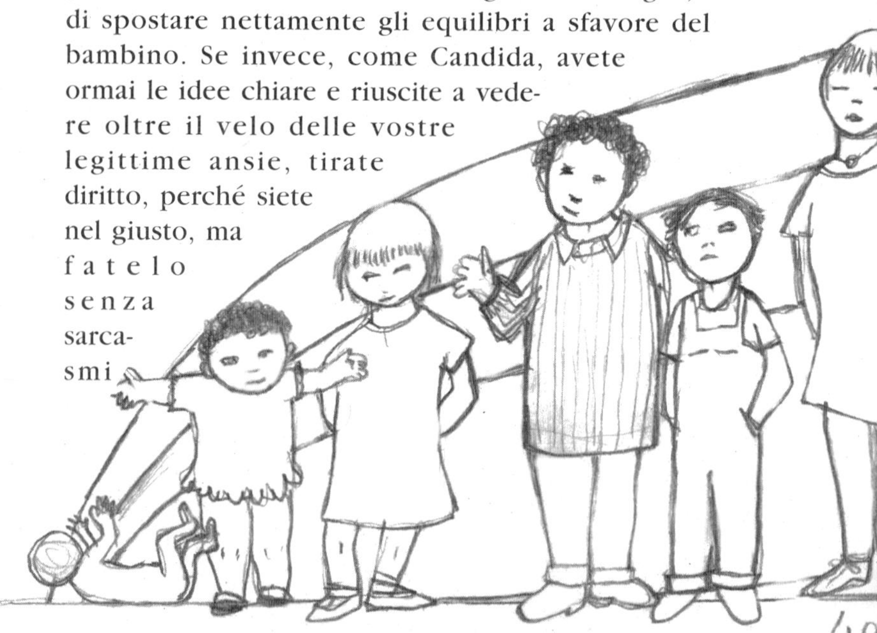

e arie di sufficienza. Ricordate sempre che i nonni sono stati inventati proprio per proporre di fare tutto quello che non serve, nella fondata ipotesi che qualcosa che serve realmente può sempre sfuggire, e mettervi così nelle condizioni di rimediare. La loro disgrazia è stata quella di essere capitati, prima di voi, sotto le grinfie di consiglieri inadeguati e, in tal caso, non possono far altro, convinti di farvi del bene, che trasmettervi i loro errori.

Ma se non è la nonna può essere l'amica, l'educatrice del nido, il pediatra distratto a cui, per accontentare gli altri, siete andate a chiedere un parere. Non sarà facile resistere alla tentazione di fare qualcosa. Soprattutto di fronte a tabelle e grafici che dimostrino inequivocabilmente che vostro figlio sta sotto la media, quella linea nera che rappresenta il confine tra il bene e il male, la salvezza e la dannazione, la felicità e l'angoscia.

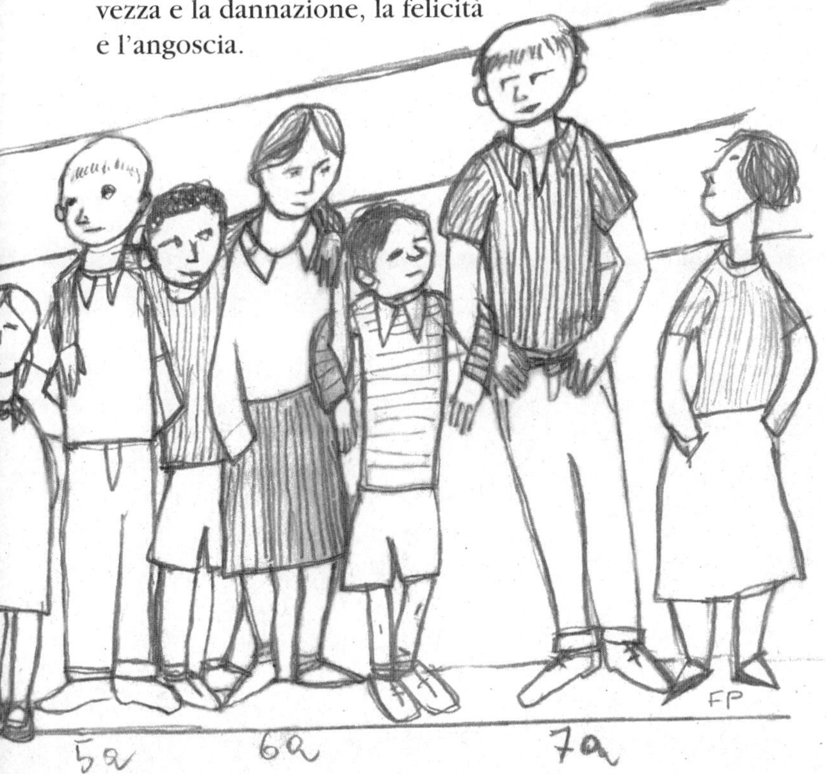

Tutti voi sapete cosa è la media di una serie di valori, e sapete darle il giusto significato se la applicate ai prezzi annuali della frutta, agli interessi della banca, alle temperature stagionali, ma non quando si riferisce alla crescita in peso dei bambini. Se peso tutti i bambini di una classe scolastica e poi faccio la media, troverò necessariamente che una metà dei bambini sta sopra e l'altra metà sta sotto. Vuol dire forse questo che la metà dei bambini sono anormali? Allora la metà del genere umano è anormale, perché, per definizione, sta sotto la media. Quando si fanno le famose curve di crescita si pesano solo bambini ritenuti normali, per cui in qualunque punto di esse si posizioni il peso di un bambino, va sempre bene. Il discorso è un po' diverso per l'altezza che deve rispecchiare, più o meno, la tendenza familiare. Ma devo dire che raramente ho visto genitori preoccuparsi dell'altezza del loro figlio all'età di cui ci stiamo occupando. Ci si lamenta, poi, non della magrezza in assoluto, ma in relazione ad altri bambini della stessa età, anche in questo caso negando ai bambini il diritto alla diversità che riconosciamo e rivendichiamo per noi adulti. Quando poi si riesce a far ammettere a tutti che il bambino sta perfettamente nei limiti indicati dalle famigerate curve, è pieno di energia e in buona salute, spunta di nuovo satanasso e: "Sì, però non mangia".

Le dosi

Questa vera ossessione della necessità di rispettare una quantità raccomandata di alimento, forse la causa prima di tutti i guai, non è un prodotto originale della insensatezza di mamme e nonne, ma un qualcosa di alieno che, approfittando della particolare condizione di fragilità della mamma, si insinua nella sua mente subito dopo la nascita del bambino. Vi entra innocentemente, ben accolto, quasi con gratitudine, per poi trasformarsi lentamente ma inesorabilmente in quel mostro divoratore di pace quale veramente è. Per la neo mamma, infatti, avere un riferimento preciso di quanto latte deve succhiare il bambino per poter crescere è, all'inizio, motivo di tranquillità. Ma la trappola scatta immediatamente, perché le quantità consigliate, uno standard uguale per tutti, di qualunque peso siano nati, non potranno adattarsi con precisione che a pochissimi bambini. Se, come avviene di solito, sono delle quantità medie, andranno bene solo per quei pochi bambini che sono esattamente nella media. Per tutti gli altri, o sarà troppo, o troppo poco, e addio tranquillità. Così si comincia, e così si continua. Al momento dello svezzamento arriveranno altre quantità standard, quelle dei nuovi alimenti. Anche queste saranno accettate perché, come abbiamo detto, per la mamma non informata, rappresentano un dato tecnico indispensabile e disponibile solo presso il pediatra. Di nuovo solo una minoranza di bambini si troverà in consonanza con le quantità presentate, per gli altri ci saranno ancora problemi. E se la curiosità tipica del periodo e il ritmo di crescita ancora sostenuto daranno una mano a nascondere il sottostante conflitto tra offerta e bisogni reali, quando si arriverà al momento in cui l'organismo darà l'ordine all'appetito di ridurre drasticamente la richiesta, i nodi arriveranno bruscamente al pettine e faranno la loro comparsa la stanchezza, il capriccio, l'inappetenza, e chissà cos'altro saremo capaci di inventarci.

Come abbiamo già raccontato, il bambino è disorientato dall'accanito corteggiamento che gli è riservato, cerca di difendersi ma, ogni tanto, per amor di pace, di gola, o dei suoi genitori, cede e spizzica, impedendo al suo appetito di risvegliarsi spontaneamente. Effettivamente non chiede mai da mangiare, e non per una sua bizzarria, ma solo perché è perennemente sazio. "Gallina che non ruspa ha già ruspato", dice il proverbio.

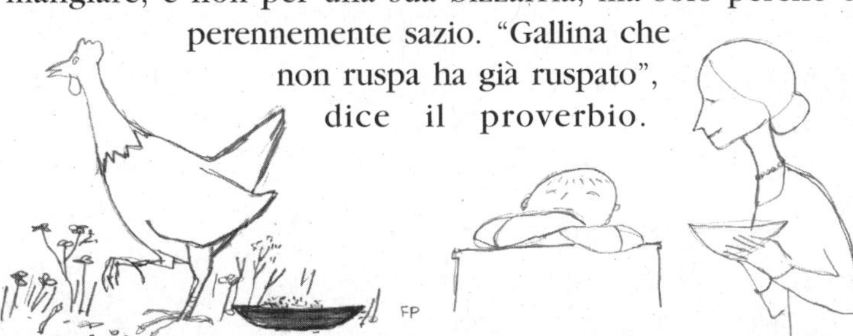

Sfortunatamente, il bambino non rassomiglia neanche lontanamente a una gallina e quindi nessuno gli riconosce lo stesso diritto ad essere lasciato in pace. Perché torni un barlume di consapevolezza della capacità del digiunatore di saper rispondere alla chiamata dei suoi bisogni essenziali, ci si deve augurare una malattia, meglio, fra tutte, una bella gastroenterite.

Il vomito lo squassa, ad ogni offerta di cibo ha la nausea e conati, se appena manda giù un po' d'acqua immediatamente la rigetta, la diarrea lo torce e lo prosciuga, l'ansia familiare cresce ma nessuno si sogna di insistere perché il pediatra ordina un digiuno temporaneo e una rialimentazione estremamente graduale; la tregua è rispettata e il malato comincia a chiedersi quale santo debba benedire per tanta grazia. Ma, ahi lui!, la guarigione, nonostante i farmaci, è garantita e spontanea, e anticipando tutti, "o miracolo!", chiede da mangiare. Il recupero è rapido, l'equilibrio presto raggiunto, il peso perduto completamente recuperato, e l'appetito si riposiziona sui colpevoli livelli precedenti la malattia. Raramente se ne trae il giusto insegnamento; l'episodio è giudicato una fugace inspiegabile stranezza, tutto ritorna come prima, le angherie riprendono immutate e l'ex miracolato comincia ad augurarsi un'altra dis-grazia.

Le buone intenzioni

Il fatto che qualcuno si preoccupi di definire con accuratezza la giusta quantità delle diverse, innumerevoli, sostanze nutritive conosciute, necessarie per la sopravvivenza degli esseri umani, non è affatto da considerarsi solo una iattura. Oltre ad essere una attività di studio che fa parte legittimamente delle scienze biologiche, le informazioni che ci mette a disposizione sono essenziali, tanto per fare un esempio, in tutte quelle situazioni in cui un individuo non è in grado di gestire autonomamente la sua alimentazione. Citiamo, solo per restare ai bambini, i neonati estremamente prematuri, che non essendo in grado di succhiare compiutamente, hanno bisogno di essere nutriti da macchine, tramite sonde gastriche o direttamente nel sangue, con dosaggi assolutamente precisi, pena gravi scompensi metabolici. O anche bambini grandi in stato di incoscienza sotto terapia intensiva. Come sempre il problema non è solo la qualità dell'informazione scientifica, ma anche l'uso che se ne fa.

Ritorna qui il concetto di variabilità individuale che abbiamo chiamato in soccorso tante volte. Poiché, senza ombra di dubbio, pur essendo legati alle stesse leggi naturali, siamo tutti diversi, e speriamo di continuare ad esserlo, anche la quantità di cibo necessario a ciascuno di noi per una vita di soddisfacente qualità, sarà diversa. Questo vale per tutti, dal prematuro all'adulto. Quando ci si lamenta di ingrassare con l'aria, e si invidia chi si può permettere di ingozzarsi senza mettere su un grammo di troppo, escluso che si sia sorvolato sul condimento pigrizia, si dà, in sostanza, una dimostrazione concreta di questo principio biologico. Il guaio è che noi non possiamo sapere in anticipo in quale punto di questa variabilità ci collochiamo. Lo sappiamo solo dopo che ci siamo nutriti secondo il nostro appetito e senza farci condizionare da nient'altro, come mode, convivialità o cene a casa dei suoceri. Ma se è così, una volta bene orientata la nostra scelta (vedi piramide degli alimenti) non ce ne importa assolutamente nulla di sapere quanto dobbiamo mangiare. Ce lo dice il nostro appetito. E lo stesso vale per il bambino. Che mangi a sufficienza lo deduciamo da quel che vediamo, dalla sua energia vitale, dalla vivacità dei suoi interessi, dall'instancabilità nel gioco. Se avete qualche perplessità, mettetelo in condizioni di stancarsi, magari all'aperto, ci penserà lui a fugare i vostri dubbi. Per questo il mare gli aumenta l'appetito. Lo credo bene! Stare all'aperto tutto il santo giorno, senza fermarsi un attimo, catturato da infiniti interessi nuovi, non vi sembra un tantino diverso dal vivere bloccato in casa, piantato in permanenza davanti a uno schermo televisivo? Il calo di appetito che abbiamo descritto intorno al primo anno di vita, si manterrà anche dopo perché, nonostante il bambino diventi sempre più alto, la crescita in peso si stabilizza, di regola, sui due chilogrammi circa all'anno fino alla pubertà. La quantità di cibo che introdurrà varierà solo in funzione dell'entità della sua attività fisica di cui ha, ricordiamolo sempre, un disperato bisogno.

Ma allora, se il bambino sta bene, che ci facciamo con queste quantità raccomandate? Voi assolutamente nulla. Hanno una utilità solo quando si debbano organizzare i pasti per grandi gruppi di persone. Voi, a casa vostra, dovendo programmarli per un numero limitato di familiari, di cui conoscete perfettamente le esigenze, non ne avete bisogno, ma per chi deve gestire una mensa sono indispensabili. A scuola, per esempio, sapere quali sono i fabbisogni nutrizionali dei bambini di quelle specifiche età, permette di approvvigionarsi delle giuste quantità di derrate alimentari e preparare porzioni che non scontentino nessuno, neanche il bambino più mangione che possa capitare. Badate che parliamo sempre di bambini normali, che hanno bisogno di mangiar tanto per mantenere un peso normale, come quella amica che invidiate tanto. Sono una piccola minoranza, ma ci sono. Questa certezza deriva proprio dal fatto che le quantità individuali che vengono raccomandate, per soddisfare pressoché la totalità dei bambini, vengono calcolate dai nutrizionisti come se tutti fossero in cima alla scala dei bisogni, insomma, tutti gran mangioni. Come impostazione teorica di partenza è lodevole e non fa una grinza, ma in pratica accadrà che solo quei rari bambini gran mangioni finiranno le loro porzioni, mentre tutti gli altri, chi meno, chi più, chi tanto, lasceranno avanzi sul piatto. Prova ne sia il dato statistico, valido un po' in tutta Italia, di una percentuale di cibo buttato nella spazzatura, perché non consumato, fino alla metà del totale preparato. Facciamo pure finta che questo spreco non ci turbi, c'è però dell'altro, che non può non riguardarvi. Se nessuno ha informato le famiglie di come funziona la definizione delle porzioni, a un buon numero di esse capiterà di sentirsi dire che il bambino lascia sempre qualcosa, o molto, nel piatto. Oppure che a scuola mangia sempre tutto e a casa, avendo già soddisfatto tutto il suo fabbisogno giornaliero, salta letteralmente i pasti. Lo stesso problema è, probabilmente, già sorto con il pediatra, che si basa sulle stesse, assolutamente serie e affidabili, tabelle, se solo si è dimenticato di dirvi che si tratta solo indicazioni di massima, da aggiustare a seconda della risposta del bambino. Questo spiega perché così raramente i bambini siano costanti nell'attenersi ai dosaggi consigliati e ben presto la maggior parte cominci a rifiutare quello che viene offerto. La dieta perfetta consigliata dall'esperto salta e si comincia dubitare.

Non fatevi confondere! Non perseguitatelo! Vedete bene intorno a voi cosa può succedere. Non dimenticate mai che per lui voi siete tutto e l'essere trattati male da voi è la peggiore sofferenza. È vero che di solito la spunta ed evita di farsi ingozzare, ma può capitare che, se l'ansia di perdervi raggiunge livelli insostenibili, possa decidere di barattare la sua salute fisica con la sua salute mentale. Lui ha capito che, se vi accontenta, voi gli dimostrate riconoscenza e affetto; "Bene, accontentiamoli, così finiranno le mie sofferenze!". Mangiare per ottenere serenità. Ma al prezzo di diventare obesi. Chissà quanti adulti obesi, che mangiucchiano ad ogni ora del giorno e della notte per placare la loro ansia, potranno aver vissuto esperienze del genere?

Chi ha ragione è vostro figlio. Lui, in pratica, con quello che ha liberamente introdotto vi indica esattamente la quantità di cibo di cui ha bisogno in una giornata, in quello specifico periodo della sua vita. Dovete solo distribuirlo nei quattro pasti giornalieri, preparando delle porzioni adeguate, con gli alimenti adeguati, cioè quelli preparati coscienziosamente per tutta la famiglia. Poiché i bambini, per definizione, cambiano in continuazione, altrettanto farà anche il loro appetito. Ogni volta, ricevuto il messaggio, farete i dovuti assestamenti in più o in meno. In generale, è sempre meglio dargli un po' meno che un po' di più; gli insegnerà che il cibo va chiesto, che qualche volta va guadagnato, e che è sempre, tutto, tanto buono. Lo svezzamento a richiesta sta tutto qui. Se invece il problema nasce a scuola, chiederete cortesemente, ma fermamente, al personale di ridurre le porzioni di vostro figlio o di impedire, perché può capitare, che si sparecchi i piatti degli altri.

Vi consoli anche questo fatto inoppugnabile: non esiste la dieta perfetta. Bisogna mettere insieme talmente tanti fattori nutritivi diversi che quando, modulando le quantità dei vari cibi della piramide, si cerca di portarli tutti al di sopra del minimo raccomandato, si scopre che nel frattempo buona parte di loro hanno superato i limiti massimi, con possibili problemi di salute. Accontentiamoci di avvicinarci per quanto è possibile. Il nostro corpo è ben fatto e, se lo trattiamo bene, sa arrangiarsi. Lo fa da migliaia di anni. Fidiamoci di lui, rispettandolo. E fidiamoci dei bambini, rispettandoli. Date retta a chi ha sbagliato prima di voi.

La notte prima degli esami

Un breve sommario per non complicarsi la vita

Conoscere il bambino

Qualunque cosa voi intendiate fare di, e con, vostro figlio avete bisogno di conoscerlo bene. Gli schemi generali del suo comportamento sono simili a quelli di tutti gli altri cuccioli umani ma lui, inevitabilmente, svilupperà una sua specificità per il semplice fatto di vivere in una specifica famiglia, per cui sarà diverso da tutti gli altri. La sua individualità sarà una miscela delle sue caratteristiche genetiche e di quello che voi gli insegnerete attivamente e passivamente con l'esempio.

Credete in lui, amatelo, fatevi amare, ed eviterete che si realizzino tutte quelle nefaste profezie che, genitori sfortunati e infelici, quasi sperando di potersi consolare con il mezzo gaudio di un mal comune, si affrettano a regalarvi quando vengono a conoscenza della prossima nascita di un bambino.

Il luogo dove e il modo in cui nascerà hanno un ruolo decisivo nel determinare la qualità della vostra futura relazione con vostro figlio. Informatevi per tempo e pesate bene le vostre scelte.

Tenere il bambino a tavola con i genitori

I bambini cercano, da subito, di imparare a orientarsi nell'ambiente in cui sono capitati. Più ne conoscono, più si sentono sicuri, come un turista in un paese sconosciuto.

Più sono sicuri, più si godranno la vita e la faranno godere a voi. Interagire con loro, per quanto vi è possibile, facilita grandemente questo compito. Cercate di stare in loro compagnia quando trovate un momento libero, teneteveli vicini quando fate qualcosa che lui non possa disturbare o che non gli sia di pericolo.

Il pasto della famiglia, quando sarà capace di stare seduto con sufficiente stabilità, è un'ottima occasione per fargli fare esperienza di un qualcosa che, in seguito, per lui sarà di fondamentale importanza. In previsione, fate una valutazione della vostra dieta abituale e verificatene la correttezza. Se pensate di non esserne capaci, informatevi per tempo presso il vostro medico, il pediatra, siti internet qualificati. Dovete essere sicuri di saper mangiare bene. In questo ambito, è la vostra unica e fondamentale responsabilità. Se non la accettate, potete anche fermarvi qui.

Aspettare i sei mesi circa

Il periodo intorno ai sei mesi riunisce in sé il momento finale, o l'inizio, della maturazione delle competenze necessarie perché il bambino sia in grado di cominciare a sperimentare l'introduzione di cibi solidi in tutta sicurezza. Questo significa che il bambino non rischierà allergie, intolleranze, diarree, inalazione di corpi estranei, problemi legati a qualsivoglia tipo di alimento, sano per qualità e preparazione, più che se aspettassimo ancora. Nel caso dei nati prematuri aggiungeremo il numero di settimane di cui è stata anticipata la nascita.

Intorno a questa età diventa, inoltre, sempre più prepotente un comportamento imitativo generalizzato, che investirà anche le misteriose attività che si compiono all'ora dei vostri pasti. È in questo modo che il bambino vi coinvolgerà nella sua avventura verso l'età adulta, almeno per la parte che riguarda il procurarsi il cibo.

Aspettare la richiesta di cibo del bambino

I bambini a sei mesi non solo non parlano, ma non hanno neanche la minima idea che quel che vedono a tavola sia cibo. Quindi è improprio dire che chiederà cibo. Farà piuttosto capire, con un comportamento molto articolato e convincente puntando i vostri piatti, che vuole copiare l'esperienza che voi state facendo. Naturalmente non farà così tutto di un colpo, da un giorno all'altro, ma butterà là prima un'occhiata vaga, poi più sostenuta, dopo ancora si agiterà sempre più finché non potrete proprio farne a meno di dargli un assaggio.

Capita anche che qualche bambino lasci scorrere le settimane senza prendere alcuna iniziativa, deludendo le vostre aspettative. Non dovete fare nulla, solo aspettare serenamente. Considerate che sono proprio questi bambini quelli che oppongono il rifiuto più netto allo svezzamento tradizionale. Per cui, non cacciatevi nei guai; raramente il ritardo va oltre i due mesi. Aspettare il suo momento giusto significa anche normalizzare il rischio che qualche pezzettino di cibo prenda la strada sbagliata verso le vie respiratorie.

Non abbiate timore delle allergie. Aspettare ancora a lungo dopo i sei mesi non ne diminuisce il rischio. I piccoli assaggi consigliati per i bambini con dermatite allergica sono già previsti naturalmente con lo svezzamento a richiesta. L'errore vero è non farli affatto.

Soddisfare qualunque sua richiesta, sempre e ovunque

Per essere vincente, il vostro deve essere un comportamento coerente. Accontentatelo ovunque siate, a casa di amici, al ristorante, al bar, in montagna. Se siete convinti di quel che avete deciso di fare, fatelo sempre senza alcun timore. Se voi potete mangiare quel cibo senza temere conseguenze, lo stesso sarà per vostro figlio. Se sapete che potrebbe farvi male e decidete di non darglielo, fareste meglio a prendere esempio da lui.

Non avete bisogno di portarvi dietro nulla che non serva anche a voi adulti. Non è importante che ogni pasto sia perfetto nella sua composizione, non è importante che sia necessariamente caldo, non è importante che sia servito su un piatto. In condizioni di necessità, un occasionale pasto di latte in più al posto del pranzo o della cena non farà alcun danno.

Smettere gli assaggi se cessa la richiesta

Se volete che il bambino impari che il cibo si deve chiedere, non lo lasci, non lo detesti, e voi con esso, non forzatelo mai, né quando sta bene, né, ancora di più, quando sta male. Tanto chiede, tanto si dà. Alcuni sono più rapidi a incrementare le richieste, altri più lenti, pochi lentissimi, ma ci sono e sono altrettanto normali. Non abbiamo nessuna fretta. Il latte conserva la sua integrità nutrizionale senza limiti di tempo, e l'aumento del fabbisogno di alcuni nutrienti si presenta con la stessa gradualità con cui anche il più lento dei bambini incrementa l'introduzione dei nuovi alimenti.

Non preoccupatevi mai di fare una valutazione precisa di quanto abbia mangiato. Si tratta di una questione di sua competenza in cui lui, per fortuna sua e nostra, è la più alta autorità esistente. Una valutazione grossolana viene comunque naturale e deve riguardare solo la varietà della dieta, nel senso di un giusto equilibrio fra i vari alimenti come, sempre grossolanamente, raccomandato con la dieta cosiddetta "mediterranea".

Non dimentichiamo poi quei bambini che sono cresciuti bene con pochissimo latte e che non potranno che continuare a farlo con pochissimi cibi solidi. Sono rari ma, fortunatamente, esistono. Saranno loro a perpetuare il genere umano se dovesse concretizzarsi quella catastrofe mondiale che, pare, ci vogliamo tirare addosso a tutti i costi.

La sorprendente facilità con cui tutto avviene e la festosità del bambino, spesso entusiasmano i genitori a tal punto da spingerli a forzare i tempi. Ricordate sempre che chi dirige l'orchestra è lui, voi preoccupatevi di suonare bene.

Forzare i bambini a mangiare causa, nei confronti del cibo, ostilità, rifiuto, confusione nelle scelte, e conseguentemente, a seconda dei contesti familiari, malnutrizione, denutrizione o obesità.

Non cambiare ritmi e durata dei pasti della famiglia

I pasti solidi del bambino si vanno strutturando sugli orari della famiglia e questo rappresenta un grande risparmio di tempo. Questo avviene senza alcuno sforzo o disagio da parte sua. Non ha nessun fondamento la raccomandazione di un orario specifico per i bambini migliore di un altro. Se la famiglia pranza e cena ad orari estremi, così andrà bene anche per loro. La loro adattabilità è un dato di fatto. Ne è un valido esempio la ampia variabilità, diurna e notturna, degli orari delle poppate di un bambino allattato al seno.

Se, per una qualche ragione, si dovranno decidere ulteriori aggiustamenti degli orari comuni, fatelo senza timore alcuno. Prendetela come se doveste fare un viaggio che imponga un cambiamento sensibile di fuso orario. Capita a tantissime famiglie andando in vacanza e non se ne fanno mai un problema.

L'allattamento prosegue come si vuole

Le poppate proseguono secondo il loro precedente ritmo, indifferenti ai mutamenti in atto. L'aggiustamento sarà automatico. Col progredire degli assaggi, le poppate vicine al pranzo e alla cena diminuiranno di consistenza fino a scomparire del tutto. Per chi prende la formula sostitutiva, per ragioni pratiche, il colpo d'azzeramento finale può anche essere deciso d'autorità. Per i bambini allattati al seno, invece, non esiste alcun vantaggio precostituito nell'interrompere occasionali assaggi. Le altre poppate più consistenti, diurne e notturne, manterranno il loro ruolo fondamentale ancora a lungo, magari integrate da qualche assaggio delle sfiziosità di cui si compiacciono abitualmente i genitori. Fondamentalmente, l'allattamento al seno, anche dopo l'inizio dei cibi solidi, continua a essere un fatto privato fra madre e figlio e, a meno di espressa richiesta, noi pediatri dovremmo piantarla di metterci bocca.

Cosa è mai un nome?

"Svezzamento" è proprio una parola brutta. Per di più utilizzata impropriamente perché, in realtà, descrive l'abbandono totale del seno da parte del bambino ormai troppo grande per il quale, ormai, rappresenterebbe soltanto un vezzo, inteso nella accezione peggiore del termine, cioè di vizio. Nel nostro caso non avviene alcun abbandono di nulla, solo un arricchimento di esperienza che poi diventa, incidentalmente, un cambiamento di regime dietetico molto parziale e graduale. Oggi si tende a definire tutto ciò "alimentazione complementare", proprio perché i nuovi alimenti rappresentano un complemento alla prevedibile futura inadeguatezza nutrizionale del latte come alimento esclusivo. Quello che è stato qui proposto diventa quindi "alimentazione complementare a richiesta". Ammetto che, quanto ad eleganza, non è che abbiamo fatto grandi passi in avanti ma, se non altro, si capisce meglio e senza equivoci di cosa veramente si tratta. Evocare l'urgenza della eliminazione di un sordido vizio e di un alimento scaduto di qualità è un conto, suggerire la possibilità di graduali integrazioni a un regime dietetico ancora eccellente è un altro. In questo caso, quindi, il nome conta e va cambiato. Tutto sta a trovarne un altro più gradevole. Potete provarci anche voi ma, mi raccomando, comunque lo chiamerete, onde evitare di riconoscervi nell'epilogo, fatelo strano.

Epilogo
*Per un pugno di grammi**

Appena entrarono nello studio, il dottor Migliore si alzò con eleganza dalla sua poltrona girevole di pelle rossa e, con uno dei suoi più accattivanti sorrisi standard, come per tranquillizzarli sul buon esito della loro visita, si presentò.

Dottore - Buongiorno, sono il dottor Migliore, il pediatra. Prego, accomodatevi.

Mamma - Buongiorno dottore, sono la signora Trottola.

"Strana coppia" - pensò subito il pediatra. Quanto lei appariva ansiosa di comunicare, tanto lui si preannunciava muto e scontroso. Il suo "buongiorno", infatti, fu più intuito che veramente udito. Il contrasto risaltava anche nell'aspetto, con lei magrolina e ben curata, e lui invece, oltre che più alto, piuttosto atticciato e in moderato disordine.

M - Grazie tante di averci ricevuto subito. Lei non ci conosce ma io avevo veramente urgenza di consultarla.

D - Prego. Mi dica pure di cosa si tratta liberamente. La interromperò solo se mi mancherà qualche informazione veramente importante.

M - Ecco, in parole povere, il mio Pierino questo mese è calato di due etti buoni buoni e siccome non era mai successo prima d'ora capirà se mi sono preoccupata. Cioè, a dire il vero era già successo, e diverse volte, ma in gravidanza, che ad ogni ecografia si allungava e si accorciava

* *da UPPA, rivista per genitori, n°2, 2003*

come un elastico. Il ginecologo mi diceva che era l'effetto troppo forte dell'integratore Panzerfort che gli accelerava la crescita, e quando lo smettevo aveva un contraccolpo. Infatti, anche dopo, con l'integratore che mi davano per avere più latte, il Mukkavit, avevo sempre paura di questi strani effetti; invece mai più. E dire che io non mi ero accorta di niente. È stata una mia carissima amica a farmelo notare. Ma non vedi com'è sciupato, mi ha detto. Mi è preso un colpo mi creda. E com'è pallido, pure mi ha detto. A casa l'ho pesato ed era proprio vero, non meno di due etti era diminuito. Mi sono sentita morire. Con tutto quello che ho penato, e speso, per tirarlo su.
D - Mi scusi, una sola cosa. Ha mai avuto problemi alimentari Pierino?
M - Da sempre dottore! Fin dalla prima poppata mi ha fatto dannare. Il problema è stato che ho faticato a chiarirmi le idee. Pensi che aveva solo cinque giorni che l'ho dovuto portare dal pediatra della mutua perché a casa, con la mia bilancia, ogni pesata erano dieci pesi diversi. Ma lei lo sa come sono quelli, pur di non lavorare va tutto bene, tanto li pagano lo stesso. Capirà, io venivo fresca fresca dall'ospedale che, per carità, occupati come sono, mezza parola è troppo, e a bocca stretta, ma la precisione, la meticolosità che non le dico. Guai se il bambino prendeva anche solo cinque grammi di meno di latte! Io nella mia ignoranza non mi rendevo conto dell'enormità del fatto, ma loro, ah! Il Signore li benedica!, loro sì che mi sapevano convincere. "E che lo vuole far morire di fame?" mi dicevano. Figurarsi se non mi convincevo. E così attacca, stacca, pesa, riattacca, ristacca, ripesa non sa quante volte; poi l'aggiunta, che per fargliela prendere, sempre pigro è stato, però quella, di riffa o di raffa, ah! Se gliel'ingozzavano!, una pazienza hanno avuto che non immagina, e io ho imparato tutto sa, e tutto ho rifatto, per filo e per segno, sempre. E poi all'uscita, un pediatra così gentile e

premuroso! Le raccomandazioni che mi ha fatto! Stia attenta qui, stia attenta là, dia questo, quell'altro, mi faccia sapere, mi chiami quando vuole. Mi ha dato, pensi, tutti i suoi numeri di telefono, anche quello di casa, che io non mi sarei mai permessa, ma ha insistito tanto. Che poi io l'ho cercato tante volte in ospedale ma, poverino, aveva sempre così tanto da fare che alla fine sono per forza dovuta andare da quel benedetto pediatra che le dicevo. Ma sa che ha avuto il coraggio di dirmi? Che tutto era semplice, stia tranquilla, basta che il bambino sia soddisfatto, ci pensa lui a farci capire come sta. Cose dell'altro mondo! Un bambino così piccolo! E voleva pure appiopparmi un giornaletto di un certo suo amico pediatra, si figuri! Proprio come i carabinieri. E poi con un nome che levati, qualcosa come zumpappà o simile, che io gli ho detto sì dottore, grazie tante dottore, e non ci sono più tornata. Allora...

Mentre la mamma parlava, il dottor Migliore (cui la lunga esperienza permetteva di registrare fedelmente quanto ascoltava e, nel contempo, impegnare la mente altrove), da buon professionista, tentava di darsi un'idea di che tipo fosse il padre, perché, come recita il libro, una buona conoscenza delle dinamiche familiari consente di trovare più facilmente le soluzioni ai problemi. Come padre non era differente da tanti altri, rimasto com'era, in silenzio, fin da quando era entrato. Colpiva però il fatto che il silenzio coabitasse con una sorta di quasi insofferenza ai discorsi che si stavano facendo, anche questo indubbiamente tutt'altro che raro nei padri, costretti dalle mogli a presenziare a consulenze mediche su problemi di cui ritengono non doversi assolutamente interessare, ma che comunque raramente riescono a evitare fino alla fine di dire la loro. L'omone si agitava impacciato sulla sedia, scricchiolante sotto la sua mole, e si guardava continuamente intorno, quasi smarrito, come a cercare pretesti per non ascoltare, per non guardare la fonte inesauribile di parole che lo affiancava, per evitare provocazioni. "Veramente ammirevole", pensò il pediatra, "Con una moglie così non deve essere facile".

M - ... allora ho chiamato a casa quel pediatra dell'ospedale, il dottor Mercante, e carinissimo, appena mi ha sentita, mi ha dato immediatamente un appuntamento. Ci siamo intesi subito. Con lui ho ritrovato la sicurezza e il calore dell'ospedale. Non c'era nulla che io facessi senza la sua supervisione. Orari, aggiunte, tisane, cremine, goccine di tutti i tipi, lui prescriveva e io eseguivo. Mi sentivo proprio come una brava infermiera. Io lo pesavo a casa tutte le settimane e lui me lo controllava e pesava e misurava in ambulatorio tutti i mesi. La gente non può capire la felicità di una madre quando, distrutta dall'ansia dell'insuccesso fino a un attimo prima, riceve il responso favorevole e benigno della bilancia, e il pediatra ti guarda negli occhi, felice anche lui, esclamando: "Complimenti signora, cresce come un torello!". Se sono riuscita a non farlo deperire per colpa del mio poco latte lo devo solo a lui. Ecco che allora tutti i sacrifici, anche economici, perché il dottor Mercante era buono e caro ma... oh mi scusi non volevo recriminare... d'altra parte quello che è giusto... se uno è bravo... insomma per i figli si deve essere pronti a tutto, ma certo che uno mi è bastato e mi è avanzato. Solo che quello che non capisco è perché mi abbia voltato le spalle proprio adesso. L'ho subito informato di quanto stava accadendo e mi è venuto a dire che non dovevo preoccuparmi perché era un fenomeno del tutto normale e che non dovevo pesarlo più tutti i mesi, che è una cosa che si fa solo quando sono piccoli e insomma non avevo bisogno di lui. Non riuscivo a capacitarmi che fosse proprio lui a dirmi queste cose. Lui che rinnegava i suoi più sacrosanti insegnamenti. Capirà dottore, io mi sono sentita perduta e...

Quel padre lo incuriosiva proprio. Fino a quel momento il suo contegno gli era solo sembrato un po' strano, e comunque interpretabile. Ora invece che si era allungato sulla sedia, a gambe larghe e con una rivista in mano, tutto intento a fissarne con grande attenzione le foto, perdendo definitivamente ogni interesse per la conversazione che pure un po' doveva riguardarlo, gli pareva decisamente fuori posto. La crescente irritazione per quella strana coppia lo portò a perdere il filo tecnico della consulenza e bruscamente interruppe la signora Trottola.

D - Sì, sì ho capito. Proprio una storia complicata, ma per aiutarla, vede, devo assolutamente vedere Pierino. Dov'è?

M - Come dov'è Pierino? - *rispose accennando stupita al suo fianco* - Lui è Pierino!

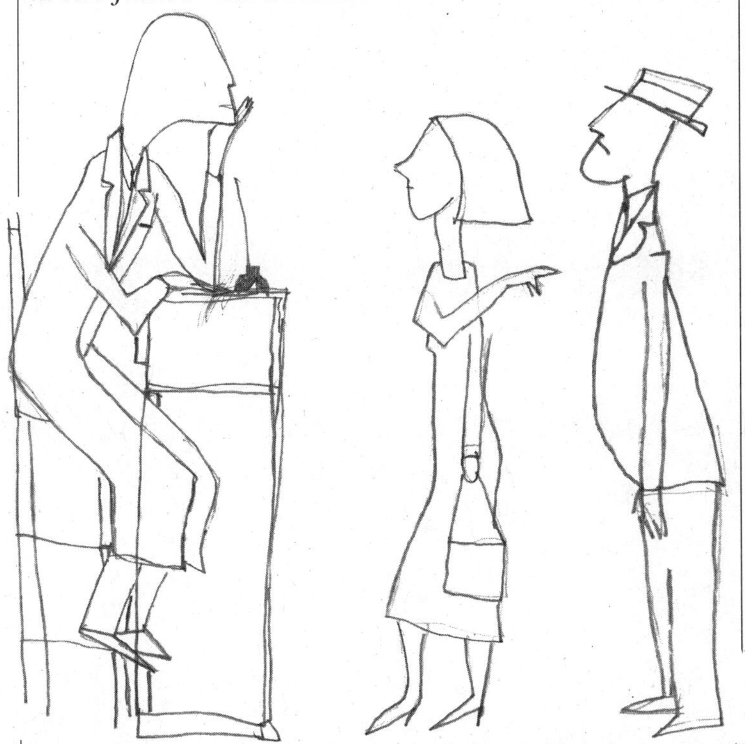

FP

Finito di stampare
nel mese di gennaio 2010
dalla Tipolitografia Linea Grafica sas
Cura Carpignano (PV)